Las alergias

Las alergias

Hartwig Lauter
Andrea Wallrafen

Alfaomega ⒜ Everest

Índice de contenidos

5

Cuerpo y salud

Las alergias

Cuerpo y salud

Las alergias

Prólogo

Querida lectora, querido lector:

Es importante saber que una reacción alérgica se puede producir por todo aquello que se come, se bebe o se toca. Pero, en la mayoría de los casos, sólo unas pocas sustancias son las verdaderas culpables de que la persona alérgica tenga que estar en constante alerta ante sus efectos. Pequeñas causas, pero con efectos frecuentemente muy molestos y mortificantes. Ante esto, ¿qué hacer?

El gran número de nuevos medicamentos que aparecen cada año no facilita precisamente las cosas, y para la persona afectada resulta difícil elegir el producto adecuado. Por una parte se encuentran unos productos con unos supuestos efectos curativos, ofrecidos por el mercado de la denominada «medicina alternativa»; por otra, existen -naturalmente- los productos científicamente elaborados según los métodos prescritos por la medicina académica. La auténtica verdad (y esto estamos obligados a reconocerlo) no la posee ninguna de las dos partes. Y entretanto, va aumentando constantemente el número de personas alérgicas en casi todo el mundo, independientemente de todos los ensayos, diagnósticos y terapias más o menos ortodoxos que puedan realizarse.

A esta confusión adicional del consumidor contribuye también la gran cantidad de información que ofrecen los medios

Cuerpo y salud

Las alergias

de comunicación. Las revistas de actualidad publican artículos que hablan del «veneno en las ollas», o una emisión televisiva informa acerca del «cáncer producido por el níquel»; y durante la Pascua de Resurrección se advierte, reiteradamente -año tras año-, de las «alergias causadas por los colorantes que se emplean en la elaboración de los huevos de Pascua». Podemos decir que se considera alérgico todo aquello que no tiene explicación; así reza una teoría de diagnóstico con la que, lamentablemente, están de acuerdo algunos médicos no demasiado responsables.

Sin embargo, recientes investigaciones científicas -realizadas con toda seriedad y meticulosidad- han demostrado fehacientemente que en alergología apenas existen las conexiones monocausales, es decir, que el origen de un síntoma, salvo en contadas excepciones, raramente depende de una única causa. Si deseamos que se apliquen los nuevos conceptos terapéuticos contra la migraña, asma, neurodermitis, urticaria o eccemas, tendremos que apartarnos de muchos, y a veces muy queridos, prejuicios relativos a los agentes que provocan las alergias.

Este libro desea ser un buen consejero para todas las personas afectadas por una alergia, quiere ayudarles a «interpretar» la enmarañada jungla informativa (con todos sus indicadores y trampas basadas solamente en intereses comerciales).

Las personas alérgicas pueden y deben exigir que sus molestias sean tomadas en serio, y también tienen derecho a ser informadas y a ser tratadas honradamente, ya que con excesiva frecuencia se ha intentado su descalificación al considerarlas como «extravagantes» o «psíquicamente inestables».

Andrea Wallrafen
Hartwig Lauter

¿Qué es una alergia?

La mayoría de las personas que acuden al médico a causa de una enfermedad alérgica quieren, principalmente, poder eliminar sus molestias lo más rápidamente posible. Otros pacientes, especialmente interesados, formulan una y otra vez la siguiente pregunta: ¿Qué es en realidad una alergia?

Una respuesta concisa, aunque quizá poco exacta, sería: «un gol marcado en propia puerta por el sistema inmunológico». Entretanto, el concepto «alergia» está en boca de casi todo el mundo y han pasado a la historia los tiempos en los que las personas alérgicas creían que lo eran cada una a cierta cosa determinada. En Europa, por ejemplo, un 30% aproximadamente de la población total padece alergias. Sin embargo, en la mayoría de los casos no se trata de trastornos insignificantes sino de enfermedades serias que impiden al paciente, a veces durante mucho tiempo, llevar una vida completamente normal.

Casi todas las materiales o sustancias de nuestro entorno, de nuestro medio ambiente, pueden -en principio- desencadenar una alergia: desde una manzana hasta una cebolla, pasando por la piel de angora o la pasta dentífrica. Según estimaciones, se conoce que unas 20 000 sustancias pueden causar efectos alérgicos. Algunas publicaciones aseguran, no sin cierta desfachatez, que son unos 50 000 los productos o sustancias. Al hablar de alergias es precisamente cuando la falta de conocimientos y de hechos reales es sustituida, frecuentemente, por prejuicios y especulaciones.

En realidad, actualmente estamos en contacto con múltiples sustancias, cuyo número irá incrementándose de año en año. En gran parte, esto es consecuencia del turismo, de las crecientes posibilidades del transporte y de las comunicaciones, así como del cada vez más importante intercambio de mercancías. En Europa, por ejemplo, es posible adquirir hoy día alimentos exóticos a casi cualquier hora del día, algo que no deja de ser un adelanto gigantesco, pero este intercambio se ha de realizar reponsablemente, pues entre los productos que se intercambian también se encuentran algunos otros desencadenantes de alergias.

Los comienzos de la alergología

Tanto la inmunología como la alergología, derivada de ella, son ramas relativamente nuevas de la medicina, a pesar de que los fenómenos y síntomas alergológicos son conocidos desde los tiempos más remotos del ser humano. Los antiguos egipcios y chinos ya sabían que aquellas personas que habían superado unas determinadas enfermedades, no se verían afectadas una segunda vez por la misma enfermedad. En aquel entonces se practicaban ya ciertas formas de inmunización. Era conocida la imposibilidad de trasplantar tejidos u órganos de una persona a otra, pero se sabía que una misma persona podía trasplantar la piel de una parte de su cuerpo a otra.

Durante el siglo I a. de C., Lucrecio afirmaba: «Lo que es alimento para unos, es veneno para otros». A principios de siglo, la migraña se relacionaba repetidamente con las reacciones provocadas por la intolerancia.

Galeno (120-199 d. de C.) diseñó el cuadro clínico de las manifestaciones y dolencias de la migraña. Reviste gran importancia su observación de que ciertas personas tienen reflejos estornutatorios en presencia de determinadas plantas y flores, a pesar de no poseer ningún conocimiento de las causas y profundas conexiones con estos cuadros clínicos.

El concepto «asma» aparece por primera vez en los documentos escritos por Hipócrates (hacia 460-377 a. de C.), aunque en aquel entonces toda disnea respiratoria se califica como asma. En otro lugar subraya que no es bueno permitir a las personas con dolor de cabeza (cefaleas) que beban leche de vaca. Aquí aparece por primera vez la causa de la intolerancia a los productos lácteos, de gran importancia para desencadenar procesos de reacciones alérgicas.

La historiografía recoge muchos casos en los que las alergias (también en política) han desempeñado un papel muy impor-

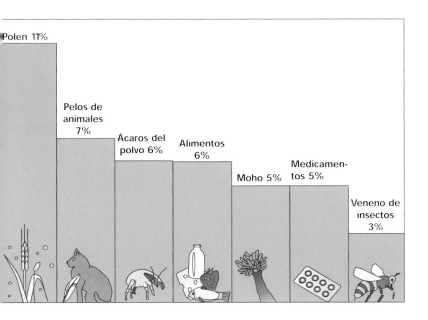

Los alergenos más frecuentes, en porcentaje de la población.

Polen 11%

Pelos de
animales
7%

Ácaros del
polvo 6%

Alimentos
6%

Moho 5%

Medicamen-
tos 5%

Veneno de
insectos
3%

tante. Pero describir cada uno de tales casos superaría amplia-
mente el marco del presente libro. No obstante, a continuación
se responderá a las preguntas más importantes relacionadas
con las alergias.

¿Cómo «funciona» la reacción alérgica?

En las personas sanas (es decir «no alérgicas») se libra diariamente un imperceptible «enfrentamiento» inmunológico interno contra compuestos proteicos ajenos al organismo. Unas
células específicas se encargan de neutralizar y de eliminar
estos compuestos del organismo. Pero de producirse reacciones alérgicas, en éstas se registra una evolución errónea en un
proceso que, en realidad, es completamente normal.

El curso de la reacción alérgica ha sido científicamente muy
investigado y se desarrolla de la siguiente manera: la primera
fase se explica suponiendo que la sustancia sensibilizante, o
«alergeno», actúa como un antígeno, provocando la formación
de unos anticuerpos celulares específicos. La reacción entre el
alergeno y los anticuerpos da lugar a la liberación de histamina
y otras sustancias en el seno de los tejidos. El organismo iden-
tifica y evalúa entonces como «enemigo» a un componente de
la naturaleza, en realidad poco importante, como puede ser el
polen de las plantas o la clara de huevo; y, para defenderse,
produce instantáneamente los correspondientes anticuerpos.
Estos anticuerpos, que científicamente reciben el nombre de

Cuerpo y salud

Las alergias

Son sustancias capaces de producir una reacción alérgica. Los alergenos, o antígenos de la alergia, entran en contacto con el organismo a través de las mucosas de las vías respiratorias (polen de las plantas, esporas de hongos, polvo, partículas de índole diversa, etcétera), la piel o penetran incluso a través de la mucosa en el tubo digestivo (especias, pescados, fresas, mariscos, etcétera); también pueden formarse en el propio organismo.

Existen además una serie de semialergenos que, unidos a las proteínas, se transforman en alergenos. Nuestro sistema inmunológico detecta esta proteína, la registra como un cuerpo extraño, reacciona con la correspondiente sensibilización y se produce una sintomatología alérgica: por ejemplo, escozor en los ojos, resfriados, asma o incluso diarreas.

Cuerpo y salud

Las alergias

«inmunoglobulina E» (IgE), tienen la misión de unirse a los ya conocidos antígenos. Los anticuerpos se encuentran en los denominados «mastocitos» de la sangre y tejidos fisiológicos, especialmente en la piel y mucosas de los ojos, nariz, pulmones e intestino.

De producirse un contacto repetido con el alergeno, por ejemplo durante la fase de floración en primavera, el sistema inmunológico reacciona entonces ante el «enemigo» y aplica los anticuerpos previamente producidos. Estos anticuerpos se dirigen hacia el exterior, establecen contacto con los alergenos y de esta forma crean el enlace con el mastocito.

En esta fase, denominada «fase de reacción», se libera la histamina, una sustancia producida por el propio cuerpo.

De acuerdo con el principio de la «llave-cerradura», la histamina se acumula en los lugares receptivos dentro del tejido muscular y desencadena las molestias que toda persona alérgica conoce por propia experiencia: estornudos, obstrucción o secreción nasal intensa, ojos llorosos, disnea respiratoria, erupciones cutáneas, trastornos gastrointestinales, así como otros diferentes cuadros morbosos.

Si bien el curso de esta reacción está muy claro, se desconoce sin embargo por qué un alérgico puede padecer fiebre del heno y otro una alergia con erupción cutánea debida a las fresas. Precisamente este desconocimiento hace que la medicina establezca una diferencia entre los diferentes tipos de reacciones alérgicas.

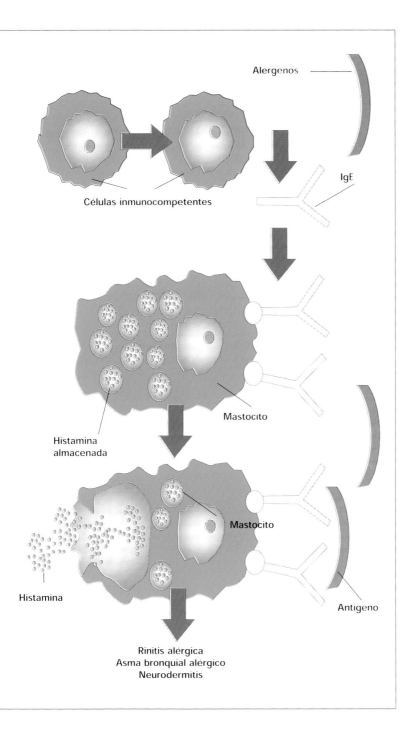

Alergenos

Células inmunocompetentes

IgE

Mastocito

Histamina
almacenada

Mastocito

Histamina

Antigeno

Rinitis alérgica
Asma bronquial alérgico
Neurodermitis

Determinados antígenos (alergenos) desencadenan en el cuerpo de los alérgicos una cascada de acontecimientos bioquímicos:
1. Se crean cantidades importantes de inmunoglobulina (IgE).
2. En un segundo contacto la IgE se deposita en los mastocitos, y los sensibiliza.
3. La IgE se une al antígeno; debido a ello, el mastocito revienta y libera sustancias que, finalmente, producen los síntomas de la enfermedad alérgica.

Tipo de reacción I

De todas las reacciones, la reacción alérgica inmediata es el tipo de manifestación más difundida. Las molestias alérgicas (como prurito, enrojecimiento o las disneas respiratorias) aparecen casi al instante, o a los pocos minutos después del contacto del alergeno con la piel o las mucosas.

Los distintos tipos de reacciones alérgicas se clasifican dependiendo de los períodos de tiempo que tardan en manifestarse tras el contacto con el alergeno.

La reacción sobreviene como consecuencia de un nivel de anticuerpos superior en la sangre y los tejidos de la persona alérgica. Los anticuerpos entran en contacto con los alergenos, se aproximan a ellos y establecen una unión con el mastocito. Se produce entonces una descarga de histamina en el mastocito, así como de otras sustancias, responsables del origen de las erupciones cutáneas.

En total se conocen actualmente más de 60 sustancias, que pueden ser liberadas por el mastocito al producirse el contacto con el alergeno. Estas sustancias reciben el nombre de «mediadores», porque actúan así en la inflamación de los tejidos.

Ello explica también la amplia gama de reacciones alérgicas existente, la diferente duración de las mismas y la variada reacción a los medicamentos.

Tipos de reacciones II y III

Como estos dos tipos de reacciones suelen ser muy poco frecuentes, sólo se mencionan brevemente. Reciben el apelativo de retardadas, porque estas reacciones únicamente aparecen después de haber transcurrido unas horas del contacto con el alergeno.

Sin intervención de los mastocitos, los anticuerpos se unen directamente a los alergenos.

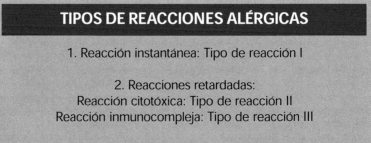

TIPOS DE REACCIONES ALÉRGICAS

1. Reacción instantánea: Tipo de reacción I

2. Reacciones retardadas:
Reacción citotóxica: Tipo de reacción II
Reacción inmunocompleja: Tipo de reacción III

3. Reacción tardía: Tipo de reacción IV

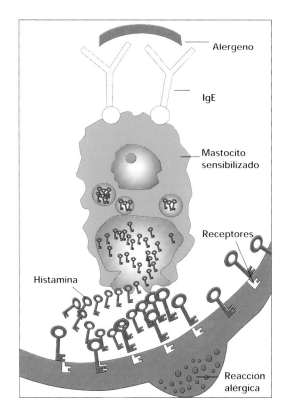

De acuerdo con el principio de «llave-cerradura», los «mediadores» -como la histamina-, establecen contacto con los receptores (por ejemplo, en la piel) y desencadenan reacciones alérgicas.

Tipo de reacción IV

Tenidas por reacciones retardadas en el más estricto sentido de la palabra, calificadas también como del tipo IV, incluyen las inmunorreacciones de la célula.

Los linfocitos, sensibilizados ya por anteriores contactos con alergenos, se trasladan a los lugares epidérmicos de contacto con el alergeno, donde se acumulan y producen los habones irritantes enrojecidos.

Este tipo de reacción suele comenzar unas 12 horas después de haberse producido contacto con el alergeno.

¿Qué estímulos alérgicos existen?

Las diferencias que se registran son, en parte, apenas perceptibles. Un asmático, por ejemplo, puede reaccionar de forma alérgica a unos estímulos específicos (alérgicos), como polen, ácaros del polvo, moho o pelos animales. Pero existen también estímulos no específicos (no alérgicos); así, por ejemplo, los gases nocivos emitidos por los tubos de escape, perfumes, desodorantes, el humo de los cigarrillos o los olores producidos en la cocina (tocino ahumado o alimentos a la brasa). El último estímulo nada tiene que ver con la alergia, es decir, ni con el tocino ahumado ni con una alergia a la cocina. Así, por ejemplo, cada tipo de asma tiene, como base previa a la reacción alérgica, una hipersensibilidad del sistema bronquial que puede ser reactivada por estímulos específicos o no específicos.

Las reacciones alérgicas solamente se producen si se supera previamente el umbral de estimulación.

Se parte de la base de que, en personas con una predisposición especial, sólo se producen reacciones alérgicas si se supera previamente el umbral de estimulación, diferente para cada individuo. Esto significa que -para alcanzar este umbral de estimulación- existen también, además de las estimulaciones específicas y no específicas, otros factores que pueden desempeñar un papel similar, como pueden ser los de tipo psíquico; por ejemplo: la ira, el temor, los disgustos, el estrés, riñas familiares o problemas laborales. A una persona psíquicamente inestable, tampoco es fácil «estimularla» en contra.

¿Por qué aumenta el número de alergias?

La opinión pública y la propia ciencia se formulan esta pregunta cuando constatan las enormes tasas de crecimiento que se registran de las alergias.

Para responder a esta pregunta existen numerosos argumentos, pero lo cierto es que no puede hablarse de un único motivo sino más bien de numerosos factores que intervienen en este incremento de las enfermedades alérgicas.

Una serie de causas relacionadas con este contexto pueden agruparse y resumirse bajo el concepto genérico de «modificación de las condiciones de vida».

Alimentación

Durante los últimos años nuestras costumbres alimentarias han registrado profundas modificaciones. Las causas hay que buscarlas, por una parte, en las tendencias de la moda (como alimentación integral) y, por otra, en la cada vez mayor y más amplia oferta de alimentos importados. En la actualidad es posible adquirir naranjas, limones y otros frutos exóticos durante todo el año.

Potencialmente cualquier alimento puede desencadenar una reacción alérgica, y todos estos nuevos productos representan fuentes adicionales de alergia para las personas especialmente sensibilizadas.

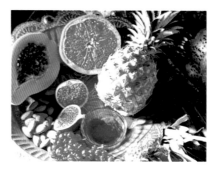

Peligrosa variedad: los frutos exóticos se convierten muchas veces en alergenos exóticos.

También la alimentación integral, considerada hoy en día como «remedio universal», no sólo ofrece ventajas a la persona alérgica. La consecuencia de esta tendencia a alimentarse sólo con frutas y hortalizas, hace que muchos pacientes padezcan todo el año alergias producidas por polen. La combinación del polen y de los alimentos vegetales produce, precisamente, las denominadas «reacciones cruzadas de alergias».

Los constantes cambios e innovaciones de la industria alimentaria también contribuyen en gran medida a aumentar constantemente las alergias, como ha sucedido de forma muy considerable, por ejemplo, con el incremento de las reacciones alérgicas producidas por la soja. Este hecho no debe sorprender, ya que la soja es un producto de múltiples aplicaciones que la industria alimentaria utiliza en los más variados productos, pero generalmente sin especificar su presencia de forma clara.

Vivienda

Las viviendas actuales se planifican y construyen pensando en que deben ahorrar mucha más energía que las antiguas. Como consecuencia de esta evolución, unida a la tendencia de no ventilar excesivamente las habitaciones, se registra un menor intercambio entre el aire procedente del exterior y el del interior. De esta forma se crea una atmósfera cerrada, donde el aire no se renueva, ideal por lo tanto para la proliferación de todo tipo de ácaros, polvo y moho.

Tiempo de ocio

El tiempo dedicado al ocio también puede causar alergias, que tienen lugar durante la realización de actividades diversas, tales como el cuidado dispensado al jardín, el disfrute de los animales de compañía o, incluso, durante los viajes turísticos. En todas partes encontraremos comportamientos diferentes y factores diversos que pueden producir alergias, como las nuevas plantas, los tejidos para decorar o vestir, animales domésticos, televisores, pinturas y otros muchos productos.

Alergias y medio ambiente

Los conceptos alergia, medio ambiente y productos nocivos se han convertido actualmente, en el verdadero sentido de la definición, en «palabras irritantes».

Las diferentes condiciones de vida pueden influir en la aparición de alergias.

Parece ser que, para la opinión pública, las alergias sólo pueden ser consecuencia directa de los problemas ecológicos.

Es indudable que nuestro medio ambiente ha sufrido más transformaciones en los últimos 30 años que en los 80 años anteriores. La intervención masiva del ser humano ha tenido también como consecuencia la degradación de muchos, por no decir todos, los ecosistemas: de los ríos y mares, de los pantanos y bosques, de las regiones montañosas y grandes llanuras. La destrucción de muchos espacios vitales y del equilibrio ecológico tienen como consecuencia directa la aparición de nuevas alergias adicionales a las que enfrentarse. Aumenta de año en año el número de nuevas sustancias químicas en el mundo poblado por el ser humano. En el año 1978 había registrados ya más de cuatro millones de productos químicos.

Es asimismo indiscutible que la creciente polución medioambiental, especialmente la polución atmosférica, significa un daño considerable para la salud humana. Las mucosas, sobre todo, sufren sus consecuencias y, por consiguiente, aumenta el número de enfermedades de las vías respiratorias, producidas en gran parte por los productos tóxicos en suspensión en el aire. Numerosas publicaciones, sobre todo a partir de finales de los ochenta y comienzos de los noventa, han considerado que esta polución atmosférica es la única causa del aumento de las alergias.

¿SON HEREDITARIAS LAS ALERGIAS?

Hoy se sabe con certeza que las alergias son hereditarias. Si uno de los padres padece una alergia, la probabilidad de que el niño también sea alérgico es de un 20 a un 40%. Si ambos padres son alérgicos, dicha probabilidad aumenta del 40 al 50%. Si ambos padres padecen una misma alergia, por ejemplo la fiebre del heno, la probabilidad de que el hijo padezca las mismas molestias se incrementa entonces hasta el 80%.

Por este motivo, es importante saber si en la familia de los niños han existido frecuentes casos de alergia, a efectos de poder adoptar las necesarias medidas preventivas.

Menos alergias en el Este europeo

Esta tesis se desbarató de repente y demostró ser incorrecta cuando se procedió, a partir de la reunificación de las dos Alemanias, a investigar la presencia de alergias en el Este y Oeste de Alemania. Quedó demostrado que en el antiguo territorio de la RDA existían cuantitativamente menos alergias que en la República Federal, y eso a pesar de ser mucho peores las condiciones medioambientales allí reinantes, como consecuencia de la política que sobre esta materia llevaban a cabo los políticos de la RDA. Debían existir, por consiguiente, otras causas para explicar esta desigualdad Este-Oeste. Se llegó a la conclusión de que la causa de dicha desigualdad se basaba en las diferentes condiciones de vida existentes en ambas Alemanias. Existían aspectos especiales que correspondían -en gran parte- a la diferente forma de vida en las viviendas, a su construcción, a la alimentación y al tiempo dedicado al ocio.

Llamó sin embargo poderosamente la atención que en la Alemania del Este (por ejemplo, en los jardines de infancia) se registraran muchas menos infecciones y helmintiasis (lombrices) que en la otra Alemania, con mayores cuidados higiénicos. Basándose en este punto de referencia, entre los alergólogos fue ganando terreno una teoría hasta entonces descartada: la hipótesis del denominado «hastío del sistema de inmunización». Esta teoría parte de la base de que este sistema de inmunización no está sometido a una presión de tipo genético para «combatir a los enemigos». Pero como está subempleado, ha de buscarse nuevos y para él inofensivos enemigos; por ejemplo, la leche de vaca o el polen de las flores.

La lógica de esta teoría es capciosa, aun tratándose de uno de los muchos intentos por explicar válidamente la aparición y relación de las alergias. La recomendación que podría derivarse de esta tesis (supuestamente que fuera cierta) en ningún caso supone marginar completamente la higiene, nadar en agua llena de suciedad o alimentarse de gusanos. Sin embargo, es extraordinariamente importante que los padres lleven a vacunar a sus hijos y les pongan tanto las vacunas correspondientes a su edad como aquéllas otras que necesitan. Este tema es tanto más explosivo cuanto son muchos los médicos que se lamentan de un cierto «cansancio vacunador».

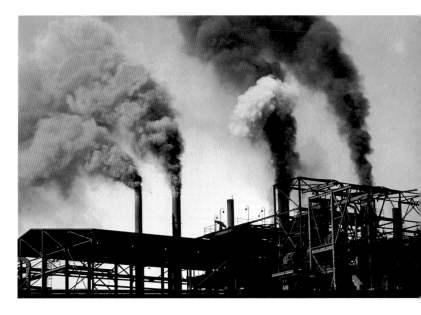

Las alteraciones del equilibrio ecológico tienen como consecuencia que nos enfrentemos constantemente a nuevos alergenos.

¿Tiene naturaleza alérgica toda enfermedad medioambiental?

Para juzgar correctamente los efectos de los factores medioambientales, es decisivo también saber diferenciar las reacciones alérgicas, por una parte, de las acciones tóxicas (reacciones nocivas), por otra.

Este problema ha demostrado ser sumamente complejo, de forma que hasta los alergólogos tienen dificultades para diferenciar ambas causas clínicas. A esto ha contribuido el que algunos métodos de reconocimiento hayan demostrado su poca fiabilidad a la hora de establecer un diagnóstico acertado. Pensemos que los posibles errores y confusiones originados por esta circunstancia, pueden provocar la consiguiente desilusión de los pacientes respecto a la medicina académica y obligarles de algún modo a buscar refugio en la medicina alternativa.

No se debe confundir una reacción alérgica con una reacción tóxica.

La misión de una alergología clínica moderna debe consistir en reconocer y dar a conocer, también en el futuro, la mayoría de los alergenos potenciales existentes en el medio ambiente, es decir, su ecología (sus condiciones de existencia en el medio ambiente); luego, podrán compararse sus efectos con los del cuadro clínico del paciente y harán patente de esta forma su actualidad, utilizando para ello los métodos de reconocimiento clásicos.

Diagnóstico moderno de la alergia

El diagnóstico es fundamental para solucionar cualquier problema individual de tipo médico. Pero, para que el médico pueda diagnosticar correctamente, es necesario contar, naturalmente, con la colaboración del paciente, ya que sólo así se le podrá brindar la ayuda que precisa para que pueda volver a tener su anterior calidad de vida. El problema que suele plantear el diagnóstico alérgico no es otro que el de determinar acertadamente, entre una infinidad de causas potenciales, aquélla que realmente ha dado origen a la enfermedad. Aquellos estados que ofrecen una sintomatología escasa, como resfriados, asma, eccemas, molestias gastrointestinales o migrañas, pueden estar provocados por innumerables sustancias alergíferas. Y para descubrir entre un mínimo de 20 000 alergenos, científicamente comprobados, aquél que afecta realmente al paciente, se precisan costosos medios de diagnóstico. Como si de un rompecabezas se tratara, el alergólogo ha de ir combinando las diferentes piezas, es decir, los diferentes puntos de partida o de apoyo.

El punto de partida es, en cualquier caso, un análisis exacto y completo de la historia del paciente (anamnesis). Tan pronto como el médico dispone de la detallada información que le proporciona el historial clínico de la persona afectada, irá estrechando el espectro de los probables alergenos, reduciéndolos, finalmente, a unos pocos «agentes causantes». A la anamnesis se suman luego (según la necesidad que ofrece el caso individual) diferentes pruebas epidérmicas, sanguíneas y de provocación, que contribuirán a descartar algunos de los alergenos sospechosos y a mostrar claramente aquellos otros que son los verdaderos desencadenantes de los síntomas.

El diagnóstico de la alergia se estructura en cinco etapas:

1ª. Anamnesis.
2ª. Pruebas cutáneas (intracutáneas, de punción, escarificación y epicutáneas).
3ª. Pruebas de laboratorio (Prueba RAST).
4ª. Pruebas de provocación.
5ª. Evaluación de las investigaciones y propuesta de la terapia a aplicar.

A pesar del extraordinario equipamiento técnico de las modernas consultas médicas alergológicas, sigue vigente aún el dogma de que «el diagnóstico alergológico se gesta y crea en la cabeza». La dificultad no consiste en la lectura de los resultados de las pruebas, sino en una interpretación razonable y competente.

La anamnesis

Es la parte esencial del examen de un enfermo. Consiste en efectuar un completo cuestionario con el fin de obtener todos aquellos datos, tanto familiares como personales, que puedan ser útiles para el posterior diagnóstico. El médico preguntará qué molestias padece el enfermo, en qué condiciones y cuándo han comenzado...

De esta forma intentará descubrir si los síntomas sólo aparecen en determinadas épocas (por ejemplo, durante algunos meses), únicamente en unos lugares especiales (en determinadas habitaciones), o si existen otros factores, como pueden ser el clima, estrés, hora del día, etcétera.

Pero también le preguntará sobre las características del entorno doméstico, cómo es el dormitorio, el mobiliario de la casa, cuáles son las distracciones principales, la alimentación, la preparación de las comidas, costumbres gastronómicas, productos cosméticos utilizados, antiguas enfermedades de los padres y abuelos; todas estas preguntas quedarán registradas en la historia clínica del paciente.

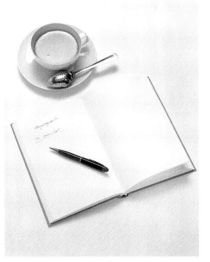

Si sospecha que padece una alergia, conviene realizar la autoobservación correspondiente y anotar los datos en un diario.

La importancia de un diario de la alergia

La persona que sospeche que padece una alergia -y esto puede posteriormente llegar a ser muy importante cuando acuda a la consulta del médico- debe anotar todos los días en un diario sus observaciones. Para que éste sea adecuado, el paciente debe practicar una correcta autoobservación y anotar todo aquello que pudiera ser relevante e influir en su cuadro clínico, como, por ejemplo, su estado físico, eventuales molestias, vivienda, condiciones climáticas, estado psíquico, actividades y otras singularidades. El diario de la alergia debe informar exactamente sobre el curso y ritmo de la enfermedad, los factores desencadenantes y las causas. Para la anamnesis, este diario constituye una ayuda importantísima.

Cuerpo y salud

LO QUE DEBERÍA ANOTAR EN SU DIARIO

- Clase, frecuencia, duración e intensidad de las molestias.
- Lugares frecuentados (permanencia en lugares con vegetación potencialmente «peligrosa»).
- Lo que ha comido y bebido antes de que se presenten las molestias.
- Su condición psíquica (si ha estado sometido a un estrés intenso).
- En qué se ha ocupado profesional y particularmente en los últimos días.
- Otras observaciones importantes (contacto con determinado tipo de animales, por ejemplo).

Las alergias

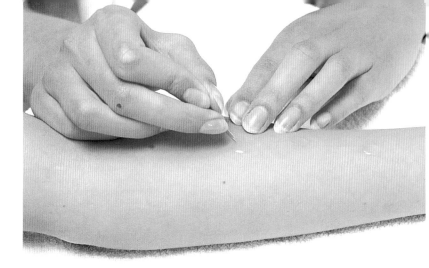

En las pruebas de punción, se introduce mediante una lanceta una gota de alergeno debajo de la piel, hasta producir una pequeña herida a través de la cual el alergeno puede ponerse en contacto con el S.I.

Las pruebas cutáneas

Las pruebas cutáneas son un factor muy importante para el diagnóstico de la alergia, ya que con su ayuda pueden analizarse rápidamente y con gran exactitud muchos alergenos, e incluso detectar la presencia de otros desencadenantes de alergias. Los alergenos objeto de comprobación serán elegidos cuidadosamente de acuerdo a las conclusiones obtenidas mediante la anamnesis. En caso de que ésta no fuese suficientemente explícita, se procederá en primer lugar a realizar las pruebas utilizando una selección estándar de alergenos.

Mediante diferentes pruebas se intenta identificar al agente causante de una determinada alergia.

Para las pruebas cutáneas, los extractos de alergenos serán depositados sobre la piel. En las personas sensibilizadas, estos alergenos provocarán una hinchazón (habones) en la zona de su aplicación, además de un enrojecimiento (eritema). Cuanto mayores sean los habones y el enrojecimiento, tanto mayor será el grado de sensibilización frente al alergeno utilizado.

Para poder valorar los resultados obtenidos en estas pruebas se incorporan asimismo dos controles que informan sobre si el sistema inmune es capaz de reaccionar con normalidad frente a los estímulos no alergenos, o no, pues en este segundo caso, las pruebas no serían válidas.

Dichos controles son dos: uno positivo, realizado con histamina, que provocará sobre la piel afectada algún tipo de reacción; y otro negativo, realizado con suero (muy similar al agua salada) y en el que la piel permanecerá impasible sin desarrollar ninguna reacción, o a lo sumo un imperceptible eritema. Con el fin de garantizar una evaluación correcta, varios días antes de realizar la prueba deberá suprimirse totalmente la ingestión de antihistamínicos. El médico debería ser informado también por el paciente sobre otros medicamentos que esté tomando. De realizarse la prueba durante el período de máximas molestias (en un alérgico al polen, por ejemplo, en primavera), la mayoría de las veces se recomienda una prueba de control a lo largo del otoño.

Prueba intracutánea

Para realizar esta prueba se inyectan en la piel, con una aguja especial, 0,1 mililitros, aproximadamente, de extractos de alergenos. La lectura de los resultados se suele efectuar, habitualmente, unos 20 minutos más tarde.

La ventaja que ofrece la prueba intracutánea radica en que, junto a las reacciones de tipo instantáneo, también se pueden valorar las reacciones de tipo retardado.

Prueba de punción

Sobre la cara anterior del antebrazo se deposita una gota de cada uno de los diversos extractos de los alergenos que son objeto del examen. A través de una fina aguja especial se introducen estas gotitas de alergenos, que penetran en la parte superior de la epidermis sin llegar a producir sangre. Pasados unos 20 minutos, el médico podrá observar la reacción de la piel del paciente. La punción se efectúa para demostrar la existencia de una alergia de tipo instantáneo.

El alergólogo utiliza esta prueba, por ejemplo, cuando es necesario comprobar varias sustancias.

Prueba de escarificación

A través del extracto de los alergenos seleccionados y depositados sobre la piel, ésta es superficialmente estimulada. La prueba de escarificación se realiza, sobre todo, cuando existe la sospecha de una alergia medicamentosa; consiste en realizar una serie de minúsculas heridas superficiales, que luego se cerrarán y formarán la escara. Este método es utilizado como revulsivo en la zona de tratamiento.

Esta prueba se utiliza muy raramente debido a que no se puede cuantificar exactamente la dosis de alergeno empleado, y a que las diminutas heridas pueden ser de diferente tamaño. La escarificación no proporciona resultados tan unívocos como las pruebas anteriores.

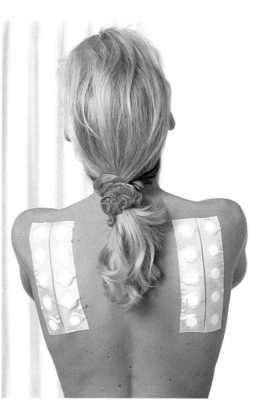

En la prueba epicutánea se adhieren a la piel unos parches, previamente untados con una capa del alergeno de prueba.

Prueba de fricción

El alergólogo utiliza esta prueba de fricción cuando existe una elevadísima sensibilización, es decir, una capacidad de reacción muy intensa. La sustancia para la prueba se deposita varias veces sobre la cara interior del antebrazo del paciente y, entonces, se procede a friccionar la zona con ella.

Esta prueba se efectúa con los alergenos directos, es decir, alergenos naturales (por ejemplo, con pelos de animales, esencia de clavo, cebollas, nueces y diversas sustancias). La mayoría de las veces esta prueba es posible que produzca en la piel del paciente unos habones del tamaño de una cabeza de alfiler, que a los dos minutos aumentan de tamaño y que incluso llegan a fundirse unos con otros, originando manchas más grandes.

En parte, la prueba de fricción se utiliza también cuando no existe preparado industrial alguno de la sustancia alergénica. Para el necesario control se procede a realizar la misma operación en la cara interior del otro antebrazo y se fricciona, de idéntica manera, con una torunda de algodón; de esta forma, se descartan las reacciones epidérmicas debidas únicamente a la propia fricción.

Prueba epicutánea

Este método de prueba, llamado también «prueba del parche o tafetán», se emplea para la investigación de los eccemas producidos por contacto (Tipo tardío IV). En este caso, la solución alergífera no se deposita bajo la piel, sino encima de ella. El médico untará una zona de la piel con una solución de las sustancias que desea comprobar, cubriéndola a continuación con un parche, para protegerla hasta el momento de la lectura. El lugar para efectuar la prueba es la espalda, pocas veces el antebrazo del paciente.

La reacción a las diferentes sustancias podrá observarse con claridad a partir de las 24, 48 e incluso 72 horas. Es importante no haber tratado previamente la espalda con cremas o ungüentos y evitar la humedad en la espalda (ducha o baño), así como los baños de sol y la sudoración.

Las pruebas de provocación

Con la ayuda de estas pruebas se trata directamente al órgano que reacciona (por ejemplo, nariz, ojos, bronquios), demostrando de esta manera los efectos de un alergeno. El alergeno elegido o seleccionado se pone en contacto con las mucosas nasales o bronquiales, raras veces con los ojos. Esta prueba se realiza perfectamente utilizando un nebulizador o mediante ingestión, tomando una pastilla o una cápsula.

Provocación nasal

La prueba de la provocación nasal utilizando alergenos inflamatorios se puede realizar perfectamente, ya que prácticamente no ofrece mayor riesgo que una inhalación bronquial. A través de esta prueba se pueden producir reacciones en la zona de las fosas nasales, como, por ejemplo, inflamación de las mucosas, reflejos estornutatorios, etcétera.

El alergeno entra directamente en contacto con la mucosa nasal, a través de un nebulizador. Es recomendable no utilizar más de dos alergenos por día. Antes de empezar la prueba, deberá efectuarse una inspección previa de las fosas nasales a efectos de comprobar la mucosidad existente. Para la evaluación de la provocación nasal se observarán y medirán la inflamación de las mucosas, la secreción nasal y la irritación producida. Hoy en día, estas mediciones son posibles con la ayuda de aparatos que proporcionan unas mediciones exactas, independientemente de las sensaciones que tenga el paciente.

La prueba de provocación se efectúa para asegurar un diagnóstico cuando las pruebas cutáneas no son evaluables (si la piel, por ejemplo, reacciona con excesiva intensidad), y para

DIFÍCIL EVALUACIÓN

Las pruebas de provocación son valiosos medios auxiliares para el diagnóstico y comprobación. Sirven, además, para obtener resultados fiables en el reconocimiento del paciente. Pero a pesar de los numerosos medios auxiliares disponibles hoy día, este optimismo no debe servir para sobrevalorar ningún diagnóstico. Una evaluación correcta de los resultados requiere siempre una gran experiencia por parte del especialista.

Numerosos alergenos (especialmente aquéllos que se inhalan) poseen, además de sus efectos alergénicos, la propiedad de desencadenar estímulos no específicos que influyen adicionalmente en los resultados de las mediciones.

proporcionar demostraciones alérgicas adicionales. El médico debe descartar la provocación nasal siempre que exista una intensa inflamación de las fosas o senos nasales, que se padezca alguna enfermedad nasal, o bien si se produce una aguda reacción alérgica del Tipo instantáneo en otros órganos.

Provocación bronquial

Si los síntomas alérgicos en vez de aparecer en la zona nasal lo hacen en las vías respiratorias (por ejemplo, asma), la provocación que deberá efectuarse ha de ser bronquial. El motivo se basa en la diferente reacción de las mucosas de todo el tracto respiratorio, frente a los diferentes alergenos. Antes de proceder a la provocación bronquial, deberá medirse la función pulmonar mediante una espirometría. Consiste ésta en hacer soplar al paciente por un tubo conectado a un ordenador, para así registrar la resistencia del árbol bronquial a la espiración.

Se hablará de una provocación positiva si la resistencia respiratoria aumenta en más de un 50%.

Provocación oral

En la provocación oral, el paciente deberá beber una solución del alergeno diluida en agua. A continuación se registrarán y anotarán las reacciones producidas, como pueden ser trastornos respiratorios, reflejos estornutatorios, eccemas o cansancios momentáneos.

Adicionalmente ayuda el denominado «índice de trombocitopenias», según Storck (ITP). Esta palabra hace referencia a un procedimiento en el que, durante y después de la provocación, se registra una disminución del número de plaquetas en la sangre. Los resultados del ITP sirven, por una parte, para conseguir una mayor seguridad, ya que durante la provocación oral pueden producirse, en casos muy aislados y elevada sensibilización, disminuciones drásticas y masivas de trombocitos, con hemorragia de las mucosas; por otra, el ITP es un valioso medio para emitir un diagnóstico. En caso de reducción del número de plaquetas en un 30%, la prueba es positiva.

En casos aislados, el ITP demuestra ser el único indicativo de la sensibilización. La provocación oral tiene un elevado coste, así como prolongados tiempos de observación; además, no siempre se desarrolla de una forma inofensiva.

Por este motivo, sólo debería ser realizada por un experimentado equipo investigador, preferentemente en una clínica dotada de los correspondientes dispositivos de seguridad.

La prueba RAST (test de *Radio-Allegro-Sorbens*)

Mediante pruebas de laboratorio, como la prueba RAST, puede demostrarse en determinadas alergias la presencia en la sangre de anticuerpos específicos (IgE).

Cada alergeno presenta un IgE específico; de esta forma, podrá demostrarse a través de la sangre, la producción por el propio organismo de anticuerpos contra el antígeno (alergeno) correspondiente. Con la prueba RAST no se procede a una búsqueda indiscriminada de alergenos, sino que se intenta detectar directamente una sustancia concreta que, por ejemplo, ha sido

La prueba RAST puede demostrar la creación de los anticuerpos específicos contra los alergenos.

sospechosa por aparecer en la anamnesis o en las pruebas cutáneas. Pero la prueba RAST también tiene frecuente aplicación cuando no haya sido posible realizar una prueba cutánea, o sus resultados hayan sido inexactos (en caso de una actual enfermedad cutánea o por la ingestión de medicamentos alérgicos). Se emplea también en caso de producirse reacciones muy intensas frente a dosificaciones mínimas, es decir, la prueba RAST se utilizará siempre que las pruebas hasta ahora descritas puedan resultar demasiado peligrosas.

Observación: los resultados de las pruebas cutáneas y RAST sólo sirven para demostrar la presencia de anticuerpos y poco nos dicen de la «actualidad» de los alergenos; es decir, informan con seguridad si un alergeno desencadena verdaderamente una alergia o es el causante de ella.

Cuerpo y salud

Las alergias

PREGUNTAS RELATIVAS AL DIAGNÓSTICO

El paciente puede colaborar con su médico en la determinación de un diagnóstico correcto si, antes del reconocimiento, medita un poco sobre las siguientes preguntas:

• ¿Aparecen sus molestias en unos meses o época determinada, o son las mismas durante todo el año?

• ¿Mejoran sus síntomas a ciertas horas del día?

• ¿Sus reacciones alérgicas son más intensas según las condiciones climáticas (atmósfera seca o húmeda), o en habitaciones con aire acondicionado?

• ¿Empeoran sus molestias después de ingerir una bebida alcohólica, fumar unos cigarrillos, o tras la ingestión de algún medicamento?

• Los desencadenantes, ¿pueden ser determinadas clases de fruta, nueces, productos lácteos y otros alimentos?

• ¿Empeoran sus síntomas si está en compañía de animales?

• ¿Cuáles son las condiciones de su vivienda (humedad atmosférica, clase de calefacción, cantidad de polvo, tipos de colchones o almohadones de pluma)?

• ¿Ha de soportar algún tipo de ambiente especial en su lugar de trabajo: contacto con polvo, harina, madera, productos químicos?

• ¿Padecen o han padecido sus familiares más próximos alergias: padres, abuelos o hermanos?

• ¿Qué otras enfermedades han padecido con anterioridad, tanto usted como sus familiares?

Terapias alergológicas

Si no se cuenta con un plan terapéutico sólido y acertado, que luego pueda ser llevado a cabo por el propio paciente, no tiene el menor sentido realizar un reconocimiento alergológico. Hemos de imaginarnos un plan de trabajo semejante a un rompecabezas, basado en una serie de medidas individuales perfectamente conjuntadas unas con otras.

La alternativa fundamental que se le plantea a todo médico durante el tratamiento de las enfermedades alérgicas consiste, casi siempre, en evitar al alergeno desencadenante; o bien, en enfrentarse a esa sustancia patológica con la intención de ir habituando paulatinamente al paciente a la misma.

La primera de las posibilidades terapéuticas válidas tiene como objetivo siempre la forma de procurar evitar determinados alergenos, lo que se expresa científicamente con la palabra «*Carencia*». Se trata, en realidad, de una medida efectiva y en muchos casos perfectamente apropiada y que, además -por regla general-, no cuesta nada.

Más costosa y problemática es la denominada Inmunoterapia (concepto científico: «*hiposensibilización*»). Consiste ésta en exponer al organismo a cantidades mínimas de un alergeno, que se irán incrementando, bien sea en forma de inyección o de gotas. Esta medida exige de la persona alérgica una adecuada motivación y cierta predisposición a la colaboración. En este contexto también es obligado decir que el tratamiento de la información dispensada por ciertos medios de comunica-

Cuerpo y salud

Las alergias

ción a este método terapéutico, resulta poco adecuado y comprensible para el paciente.

El médico dispone además de una medida complementaria, una «tercera vía» que puede añadir a la carencia y a la hiposensibilización: la prescripción de medicamentos. Pero semejante medida terapéutica sólo contribuirá a eliminar o aliviar, por un breve espacio de tiempo, los trastornos y la sintomatología de una persona alérgica. La adecuación de los medicamentos para prevenir la repetición de los síntomas, o incluso para solucionar el problema original, debe evitarse debido a sus escasos resultados.

La coordinación ideal de las tres alternativas terapéuticas puede resumirse como sigue: en primer lugar, debería examinarse la posibilidad de aplicar una carencia frente a determinados alergenos; y, si esta acción no aporta un resultado satisfactorio, ha de aplicarse otra medida (hiposensibilización). Los medicamentos deberían ser meros acompañantes y sólo aplicables para el tratamiento de síntomas.

Carencia

La aplicación de esta palabra al lenguaje médico puede sorprender en un primer momento. Procede de la palabra latina *carentia* que entre los romanos significaba «falta o privación de alguna cosa».

Mediante la carencia se trata de evitar el contacto con determinados grupos de alergenos.

En medicina equivale a «ausencia» o «insuficiencia» de uno o varios elementos. En la alergología se utiliza intencionadamente para descartar o evitar microorganismos, seres vivos, objetos y sustancias identificadas como desencadenantes de reacciones alérgicas (o que están «bajo sospecha»).

El concepto «Carencia» aparece por primera vez en el Diccionario médico *Meyer's Konversationslexikon*, del año 1876, en relación con las «cajas de ayuda a los inválidos». Esta palabra no había sido incluida aún en 1926 en el *Diccionario alergológico*. Sólo posteriormente se ha ido imponiendo poco a poco, hasta su aceptación en el lenguaje médico.

TIPOS DE TRATAMIENTOS			
	Carencia antigénica y eliminación	Hiposensibili-zación	Tratamiento medicamen-toso
Rinitis alérgica	Limitadamente posible.	En caso de carencia, imposible.	Antihistamíni-cos, corticoides (sólo en casos difíciles).
Conjuntivitis alérgica	Limitadamente posible.	En caso de carencia, imposible.	Antihistamíni-cos, colirios, corticoides (en casos difíciles).
Asma	Limitadamente posible.	En caso de carencia, imposible.	Antagonistas ß-adreneroicos, teofilina, corti-coides, antihis-tamínicos, medicamentos que favorezcan la secreción.
Urticaria	Limitadamente posible.	No promete un resultado satisfactorio.	Antihistamíni-cos, corticoides (pocas veces).
Alergias a picaduras de insectos	Generalmente imposible.	Muy acertado.	Antihistamíni-cos, corticoides, adrenalina.

Hiposensibilización

Siempre que utilizando métodos razonables no pueda evitarse la presencia del alergeno, la hiposensibilización representa la única posibilidad disponible para desarrollar la terapia de las causas fundamentales.

Con la hiposensibilización se intenta insensibilizar, paso a paso, al paciente contra «su alergeno».

Etimológicamente, la palabra hiposensibilización tiene el significado de «hacer insensible». Este método terapéutico de las enfermedades alérgicas, fue desarrollado por médicos estadounidenses en 1911.

Esta forma terapéutica consiste en administrar a la persona alérgica los alergenos actuales en concentraciones crecientes, con el fin de habituarla paulatinamente a estas sustancias morbosas, es decir, en procurar hacerla menos sensible a ellas. Esta administración de alergenos puede efectuarse (no sólo en los niños) mediante gotas. Sin embargo, la mayoría de los pacientes reciben la solución alergénica en forma de inyección hipodérmica en el brazo.

Así se preparan las soluciones de alergeno

Los alergenos son en parte combinaciones proteínicas sumamente complejas, sometidas a un proceso muy sofisticado, como así lo demuestra, por ejemplo, su extracción del polen de una flor para transformarlo luego en un extracto estandarizado con el que poder efectuar la hiposensibilización.

Son necesarias numerosas investigaciones a efectos de eliminar del alergeno todos aquellos cuerpos o sustancias ajenas al mismo, reduciendo además con ello el peligro de infecciones mediante controles de esterilidad que se practican regularmente para comprobar que se ha conseguido la concentración deseada y permanente de alergenos. De esta forma, se garantiza la calidad de la solución terapéutica. El proceso comienza con la recolección de la materia prima. Es fácil comprender que esta actividad exige unas técnicas especiales, que hagan posible conseguir por separado una gran cantidad de polen arbóreo y de gramíneas.

Se deposita una cantidad previamente determinada de materia prima en una solución especial durante 24 horas, para que se vaya descomponiendo, de forma que la sustancia alergena quede plenamente incorporada a dicha solución. Mediante varios procedimientos, este extracto será purificado y decantado, de manera que la mayor parte de los granitos del polen quedan disueltos. Al final de este procedimiento se obtiene el denominado «concentrado». De este concentrado se obtienen luego disoluciones que el médico podrá utilizar en las pruebas, y para combinar las soluciones necesarias en la práctica de la

¿ES PELIGROSA LA HIPOSENSIBILIZACIÓN?

Como el paciente recibe aquellas sustancias que normalmente le producen la enfermedad, no puede decirse -de forma generalizada- que el tratamiento carezca de ciertos peligros. Incluso la hiposensibilización realizada por un médico experimentado puede producir reacciones cutáneas locales, parecidas a las de una picadura de insecto.

En casos aislados pueden aparecer incluso graves efectos secundarios, como por ejemplo un *shock*, por lo que el médico ha de estar en condiciones de intervenir de forma inmediata. La hiposensibilización con pelos de animales es peligrosa por presentar, frecuentemente, reacciones secundarias. En tales casos, la terapia sólo deberá efectuarse cuando resulta inevitable el contacto con ese alergeno (por ejemplo, en el caso de los cuidadores de animales).

De surgir complicaciones, deberán ajustarse a cada individuo las condiciones: tanto en lo referente a dosificaciones como al espacio de tiempo transcurrido entre las diferentes inyecciones. Es importante que el paciente, después de haber sido inyectado, permanezca como mínimo 30 minutos más en la consulta del médico; ya que durante este espacio de tiempo puede presentarse un tipo de reacción alérgica instantánea.

Si el paciente acusa posteriormente algún tipo de reacción, deberá informar al médico antes de la siguiente inyección, con el fin de no incrementar la dosificación.

hiposensibilización. Más difícil resulta el tratamiento con ácaros o esporas de hongos, ya que primero deben ser criados.

Para conseguir una correcta dosificación creciente con las soluciones terapéuticas, éstas se agrupan en «juegos completos» de alergenos, generalmente de tres frasquitos, con las correspondientes concentraciones crecientes para el tratamiento individualizado de cada paciente.

Cada solución para la terapia se prepara individualmente, y contiene, por consiguiente, los alergenos actuales para el paciente. En determinadas combinaciones de alergenos se emplean, también, los denominados «productos terminados» (TA).

¿Tiene éxito el tratamiento?

La hiposensibilización necesita un tiempo determinado para alcanzar la sensibilidad deseada. Todo ello depende de muchos y variados factores: intensidad de la alergia, duración de los trastornos, edad del paciente, especie de alergeno. Por regla general, una terapia así debería finalizar, como máximo, al cabo de tres años.

En los casos de alergia al polen, la tasa de éxitos es de, aproximadamente, un 80%; para otras alergias, como por ejemplo las ocasionadas por ácaros, el porcentaje es algo menor; y es mucho mayor (más del 90%) en las alergias debidas a picaduras de insectos. El éxito de las terapias aumenta si la hiposensibilización, se realiza, además de exclusivamente como consecuencia de las pruebas cutáneas efectuadas, practicando adicionalmente unas Pruebas de Provocación (por ejemplo, de las mucosas nasales) con el objeto de averiguar exactamente los alergenos actuales del paciente.

Durante la hiposensibilización mediante inyecciones puede producirse un ligero endurecimiento de los tejidos cutáneos en el lugar de la punción (*induración cutánea*). Estas induraciones cutáneas van perdiendo consistencia con el paso del tiempo. Otros efectos secundarios pueden ser: cansancio, nerviosismo y cefalalgias.

Medicamentos antialérgicos

Tan pronto como los alergenos afectan a las mucosas, las células del organismo de las personas previamente sensibilizadas las contemplan como un cuerpo extraño y empiezan a producir las defensas que necesitan, es decir, los anticuerpos.

El empleo de medicamentos en los casos de alergia forma parte de la terapia habitual.

Frente a estos anticuerpos, denominados también inmunoglobulina E (IgE), reaccionan ahora los mastocitos del propio organismo que, en caso de nueva confrontación con el alergeno, liberan unos transmisores, sobre todo histamina.

La histamina llega a los «receptores» y produce una dilatación de los vasos sanguíneos (*vasodilatación*), pero también una «bronco-constricción» de las vías respiratorias, así como otros síntomas.

Antihistamínicos

La erupción de una reacción alérgica puede evitarse parcialmente con la administración de antihistamínicos. Como mínimo es posible reducir la virulencia de los síntomas. Estos medicamentos inhiben la acción de la histamina sobre los receptores antes mencionados, y pueden bloquear el desarrollo de ciertos procesos inflamatorios.

Algunos antihistamínicos antiguos poseen la desventaja de producir cansancio, de limitar la capacidad de concentración de la persona provocándole somnolencia, pero los efectos secundarios de las más modernas generaciones de estos medicamentos, son mucho menos acusados.

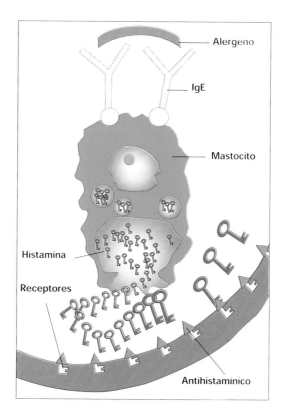

| Alergeno |
| IgE |
| Mastocito |
| Histamina |
| Receptores |
| Antihistamínico |

El antihistamínico ocupa los receptores y, de este modo, evita la reacción alérgica.

Cromoglicato sódico

En el proceso reactivo alérgico, el cromoglicato sódico ataca la fase anterior que los antihistamínicos; es decir, evita antes la liberación de la histamina. Este proceso necesita su tiempo, ya que el agente activo llega lentamente al tejido orgánico. Por este motivo, el medicamento ha de ser administrado, como mínimo, dos semanas antes, de que se produzca el encuentro alergénico.

Los efectos del cromoglicato sódico en las alergias sólo sirven de prevención ya que, al contrario que los antihistamínicos, no puede retrotraer la liberación de la histamina y, por lo tanto, se inhibe en el proceso de mejoría de las molestias alérgicas.

Corticoides o corticosteroides

La cortisona es un esteroide secretado por la corteza suprarrenal, que forma parte de los compuestos sintéticos de análoga composición. Los corticoides influyen en el metabolismo, mantienen el equilibrio interno del cuerpo (compensación del estrés) y actúan como antiinflamatorios. Los corticoides alivian los síntomas alérgicos. Estos medicamentos pueden ser apli-

CONSEJOS PARA LA MEDICACIÓN CON CORTISONA

- Evitar el sobrepeso.
- Tomar alimentos ricos en calcio y potasio, pero pobres en azúcar y en sal.
- Asegurar una aportación suficiente de vitamina C y proteínas.
- Mantenerse constantemente en movimiento, practicando, por ejemplo, deportes suaves o caminando.
- Visitar regularmente al médico y consultar antes de iniciar una medicamentación adicional.
- No alterar la dosis de cortisona sin consultar con el médico.

cados localmente -uso tópico-, o de modo general. Los medicamentos compuestos por corticoides están disponibles en inyecciones, pastillas, supositorios, gotas y pomadas, pero también pueden ser inhalados.

La administración de corticoides debe estar controlada personalmente por el médico para evitar efectos secundarios.

La aplicación local de corticoides en la zona enferma, siempre que la dosificación sea suficiente, es preferible a la inyección, ya que el compuesto tiene mayor efectividad sobre la zona interesada y no se implica al resto del cuerpo. Los medicamentos de uso local entran en contacto directo con la zona afectada, pudiéndose evitar además efectos secundarios en otras partes del cuerpo.

Debido a los riesgos que conlleva, la «inyección depósito» ha sido prácticamente descartada en la alergología moderna, sobre todo si este procedimiento ha de aplicarse durante un espacio de tiempo prolongado. Una ingestión de corticoides de mayor dosificación y acción prolongada, no se debe interrumpir nunca bruscamente; lo aconsejable es realizar una reducción paulatina y escalonada de la dosificación. En caso contrario, puede producirse una *crisis addisoniana* con la concurrencia de los siguientes síntomas:

- Náuseas.
- Vómitos.
- Hipotensión.
- Hipoglucemia.
- Adelgazamiento.
- Astenia (cansancio extremo).
- Trastornos diversos del estado ácido-base y electrolítico del cuerpo.

Por otra parte, una sobredosificación de corticoides puede producir el *Síndrome de Cushing* y presentar los siguientes síntomas:

- Ulcus.
- Glaucoma.
- Miopatías.
- Obesidad centrípeta.
- Retención hidro-salina.
- Amenorrea secundaria.
- Atrofia cutánea y retrasos en la cicatrización.
- Disminución de las defensas del sistema inmunológico, con el consiguiente aumento de las infecciones.

Medicina alternativa

Las personas que padecen enfermedades crónicas, como las alergias, el asma y la neurodermitis (también, neurodermatitis), son habitualmente las más interesadas y las que buscan refugio en la medicina alternativa. Pero para el usuario, también en este campo acechan grandes peligros; porque no todo lo que es «alternativo» carece de riesgos y ofrece tratamientos realmente suaves. Muchos productos vegetales, por ejemplo, poseen sustancias peligrosas y producen efectos secundarios, ya que pueden derivarse de algunos vegetales venenosos.

Independientemente de esta circunstancia, para muchos alérgicos resulta problemático recurrir a tratamientos con plantas especiales debido a que, en ciertos casos, pueden producir un efecto de alergia cruzada. Esto significa, como se describe más detalladamente en otro apartado de este mismo libro, que los pacientes con fiebre del heno son frecuentemente alérgicos a dichas plantas, emparentadas botánicamente con aquéllas que poseen polen. He aquí un ejemplo: quien padece catarro del heno y se deja tratar con sustancias activas vegetales, como la manzanilla, puede agravar sus síntomas debido a que el polen de la manzanilla está botánicamente emparentado con algunos de los pólenes a los que reacciona alérgicamente. En este caso, la terapia con productos vegetales no es la adecuada.

En este contexto es importante conocer que también la «medicina académica» viene utilizando medicamentos vegetales desde hace muchos años; la teofilina, por ejemplo, se emplea como medicamento contra el asma; ya que la base de este preparado no es otra que un alcaloide isómero de la teobromina, presente en las hojas de té.

Para los afectados también es problemático el hecho de que la medicina alternativa se haya convertido, durante los últimos años, en una auténtica moda. Además, paralelamente se ha registrado una verdadera avalancha de ofertas nada serias, que lo único que desean es obtener grandes beneficios.

Puede afirmarse, con fundamento de causa, que cualquier alérgico puede probar todo aquello que le prometa una curación, pero de ninguna manera debería dejar de tomar unos medicamentos vitales para él por el mero hecho de habérselo recomendado un «curandero», que muchas veces no ha estudiado medicina. Por esto, y a causa de unas infundadas recomendaciones, se han registrado durante los últimos años, lamentablemente, algunos fallecimientos.

La medicina alternativa puede completar los tratamientos contra la alergia.

Es obligado decir además que aquello que en algunos casos se autodenomina «medicina naturalista», suele estar alejada de la naturaleza. Procedimientos, como la terapia de la resonancia, son inimaginables sin un complejo equipo de aparatos técnicos. Todo ello no parece ser demasiado plausible cuando se tacha la propia medicina académica de ser «inhumana», precisamente por emplear una tecnología moderna.

A la medicina naturalista, propiamente dicha, pertenecen los siguientes métodos terapéuticos:

- Masajes.
- Fototerapia.
- Dietas y ayunos.
- Terapia gimnástica.
- Baños medicinales.
- Terapia del calor y del frío.
- Terapia climática (talasoterapia).

Los médicos no consideran estos procedimientos como sustitutivos, sino que los utilizan para enriquecer la medicina académica y, por este motivo, incluso los prescriben frecuentemente. Los especialistas y alergólogos utilizan frecuentemente, hoy día, terapias que incluyen productos naturales, como aceite de onagra, tanino y urea, de la misma manera que también prescriben fototerapias y talasoterapias.

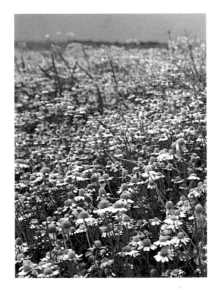

Precaución: ¡Fiebre del heno! La manzanilla está emparentada botánicamente con algunos pólenes desencadenantes de alergias.

El número de diagnósticos y terapias que actualmente llevan el apelativo de «alternativas», es prácticamente incontable, incluso para los expertos. Se trata de una desafortunada calificación, incluso para los representantes de la denominada «medicina blanda», ya que el paciente apenas si sabe distinguir entre tratamientos serios y no serios; incluso la medicina naturalista no consigue desprenderse de ese tufillo a «charlatanería» que la envuelve. Casi el 80% de los métodos curativos que aplican el esoterismo y la paramedicina (falsa medicina), pueden ser calificados actualmente, y lo confirman los médicos naturalistas, de poco serios, carísimos o ineficaces.

A continuación se describen aquellos métodos que han sido frecuentemente aplicados y que la tradición ha consolidado por su validez, como la homeopatía, o porque han demostrado verdadera eficacia en su tratamiento, como la hidroterapia y la acupuntura.

Se dedican asimismo unas breves palabras a la terapia de la biorresonancia debido a que, gracias a afortunadas estrategias de *marketing*, ha logrado imponerse entre la opinión pública y, por consiguiente, no puede ser descartada.

Conscientemente se han descartado todos aquellos métodos que no tienen la menor base científica ni el menor sentido, ni en el diagnóstico ni en la terapia de las alergias. Entre éstos figuran la electroacupuntura según Voll, el análisis mineralógico del cabello, el diagnóstico por el iris, el péndulo y la terapia floral del Dr. Bach.

Homeopatía

El Dr. Samuel Hahnemann estudió medicina en Leipzig y, posteriormente, trabajó como traductor de libros científicos. A través de su labor científica descubrió, a finales del siglo XVIII, unos conocimientos que revolucionaron su comprensión de la medicina: la homeopatía.

Asumiendo en ocasiones grandes riesgos, experimentó personalmente muchos de los remedios que actualmente conocemos con el nombre de «medicamentos homeopáticos». El resultado de sus múltiples investigaciones fue una teoría que publicó, por primera vez en 1796.

El principio fundamental de la homeopatía se basa en la ley de la similitud (*Similia similibus curantur*), es decir, toda sustancia que en una persona sana provoca la aparición de un síntoma determinado, es capaz de combatir también dichos síntomas en las otras personas enfermas. Por este motivo, en la homeopatía, por ejemplo, se utiliza el zumo de las cebollas diluido contra los resfriados y otras enfermedades respiratorias, ya que al pelar la cebolla los ojos lloran y se propicia la secreción nasal.

Lo extraordinario de los medicamentos homeopáticos es su extrema dilución, que científicamente recibe el nombre de

Cuerpo y salud

Las alergias

DE LA NADA SE CONSIGUE MUCHO: EFECTO PLACEBO

Se habla del «efecto placebo» cuando la forma terapéutica aplicada carece de efecto curativo, pero produce alivio de los dolores y molestias del paciente al tener la firme convicción de que el medicamento ingerido produce tales efectos. Esta fe inamovible activa las energías autocurativas del ser humano y puede, incluso, «mover montañas».

En la medicina académica, este efecto se utiliza mayormente para comprobar la efectividad de los nuevos medicamentos. Mientras que un grupo de personas elegidas para la prueba ingiere el verdadero medicamento, a un grupo de control se le administra un medicamento sin agentes activos. Si los médicos que efectúan la comprobación ignoran también qué grupo es el que ingiere el verdadero medicamento y cuál es el grupo placebo, se habla de un estudio «doble ciego».

Desde hace años, tales experimentos vienen demostrando que incluso personas con graves enfermedades afirman, en el 60% de los casos, experimentar una mejoría de sus molestias, a pesar de haber sido engañadas con el efecto placebo. Esta fe en los efectos de una medida terapéutica completamente inofensiva, es para el científico la causa del éxito que han registrado los denominados «medios terapéuticos alternativos». Asimismo, es interesante observar que entre los pacientes se registra un mayor grado de curación si el tratamiento terapéutico es muy caro y éste, además, ha sido pagado por la persona enferma.

«potenciación». El principio activo procede de las denominadas «tinturas madres», obtenidas por sucesivas maceraciones de productos animales y vegetales. Así, por ejemplo, en la denominada «Potenciación-C», una parte del agente médico activo se diluye en 99 partes de una sustancia inerte; una dilución semejante recibe el nombre de «C1». En la «C2», la relación del agente activo propiamente guarda la relación 1:10 000; en la «C3» dicha relación es de 1:1 000 000. Si se piensa que en homeopatía se emplean diluciones «C12» y potenciaciones mayores, aritméticamente puede demostrarse claramente que el agente activo, propiamente dicho, termina por desaparecer casi por completo en una dilución de este tipo.

Pero la homeopatía aboga precisamente en favor de estas elevadas potenciaciones, e informa constantemente de tratamientos positivos. Pero cualquier persona, sea escéptica o no, sostiene indefectiblemente que un medicamento carente de agentes activos mantiene invariable la salud del paciente al no actuar sobre su organismo; y surge entonces la impresión de que los éxitos terapéuticos conseguidos por la homeopatía se basan también, al menos en gran parte, en el «efecto placebo». Por dicho motivo, los optimistas opinan que la homeopatía, en el peor de los casos, no produce el menor daño. Sólo empie-

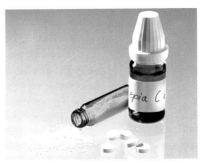

Los medicamentos homeopáticos se comercializan en forma de gotas, pastillas y «confites».

za a tener peligrosidad en caso de enfermedades graves, cuando, por confiar en las «medicinas alternativas», se prescinde de los medios adecuados. Es asimismo problemático el tratamiento con potenciaciones minúsculas de sustancias tóxicas, como arsénico, mercurio, cadmio, cuya frecuente ingestión puede desembocar en graves toxicosis. Por otra parte, son conocidas las reacciones alérgicas a ciertas sustancias vegetales prescritas en dosis muy reducidas. Determinadas plantas ocasionan, si se administran con cierta regularidad, algunos trastornos y molestias como sucede, por ejemplo, con la corazoncilla, que crea una extraordinaria fotosensibilidad cutánea.

Por consiguiente, también en la homeopatía es importante acudir a una persona que conozca realmente a fondo las plantas, sus efectos en el organismo humano y, también las funciones orgánicas del ser humano. La participación en un cursillo de homeopatía no garantiza, ni mucho menos, la profesionalidad de un buen homeópata. No debe olvidarse que también Samuel Hahnemann había estudiado lo que hoy se denomina «medicina académica», y que jamás hubiese podido fundamentar su doctrina sin unos profundos conocimientos farmacológicos, médicos y químicos.

Aplicaciones según Kneipp

Sebastián Kneipp (1821-1897), sacerdote y sanitario, alcanzó gran fama por sus aplicaciones del agua en el organismo humano y por sus teorías de una vida sana. Este tratamiento recibe actualmente el nombre de «Hidroterapia».

El sistema de Kneipp se basa en cinco puntos:

• Cinesiterapia.
• Vida sencilla.
• Plantas medicinales.
• Alimentación sencilla.
• Aplicaciones de agua.

Cuerpo y salud

Las alergias

LA TERAPIA RESPIRATORIA DE KNEIPP

La terapia respiratoria introducida por Kneipp, ocupa actualmente un lugar predominante en el tratamiento de las enfermedades asmáticas.

Hoy se sabe que las personas que padecen disnea respiratoria, debida a un proceso alérgico o a un asma infeccioso, registran una considerable mejoría si practican regularmente una gimnasia respiratoria. El entrenamiento de la musculatura respiratoria fortalece los órganos respiratorios y es utilizado, por consiguiente, tanto en la prevención como en la rehabilitación de aquellas personas que tienen una respiración defectuosa y deficiente.

Asimismo, este entrenamiento respiratorio ayuda al asmático a controlar mejor su ahogo en caso de surgir el brote asmático.

Las aplicaciones de agua, calor y frío, que preconizaba han sido incorporadas también a la «medicina académica», por ajustarse perfectamente a los principios fundamentales de la medicina física. En la actualidad se reconocen sus ventajas y las zonas de aplicación de las duchas alternas caliente-frías, baños y «chorros de impresión».

Se sabe, por ejemplo, que estos métodos favorecen y estabilizan la circulación sanguínea, combaten las situaciones de agotamiento y mejoran las dolencias reumáticas. Su efecto es relajante y fortalece además las defensas naturales del cuerpo contra el riesgo de sufrir un resfriado, evitando de esta manera las posibles infecciones.

Acupuntura

La Acupuntura se basa en el *Nei-Tsing* (200 a. de C.). Tras esta técnica de la medicina china se oculta la idea de que el cuerpo es atravesado por doce líneas imaginarias, los denominados «meridianos»; en ellos se localizan unos 361 puntos de acupuntura. El número de meridianos y de puntos es variable, según la escuela y su tradición.

Mediante la aplicación de las agujas en determinados puntos se consigue que la energía vital, acumulada en dichos puntos, vuelva a fluir restableciendo el equilibrio normal. Para las punciones se utilizan, generalmente, unas agujas de acero, esterilizadas y flexibles. Los puntos elegidos se ubican directamente en la zona afectada, aunque a veces pueden estar muy alejados de ella. La acupuntura obtiene sus mayores éxitos en el tratamiento de dolores, sobre todo cefaleas, migrañas, dolores de espalda… y los resultados del tratamiento son, muchas veces, sorprendentes. Por lo que respecta a las alergias, se sabe que la acupuntura mejora los síntomas provocados por la fiebre del heno, pero no consigue curarla.

Teniendo en consideración que tanto el conocimiento como la práctica de la acupuntura son conceptos de reciente implantación en Europa, la eficacia de este método terapéutico dependerá en gran medida de la calidad y competencia del acupuntor. Pero como un tratamiento equivocado, aparte de producirle dolores puede crearle problemas de salud de cierta importancia, el paciente debe de elegir cuidadosamente aquel profesional al que desea confiar su salud.

Terapia de la biorresonancia

Esta forma de diagnóstico y terapia fue desarrollada por Franz Morell en el año 1977. Su denominación original era la de «*Terapia-Mora*» (debido a las iniciales de sus dos apellidos). No obstante, el nombre que recibe actualmente de «terapia por biorresonancia» se le dio después, cuando se introdujeron diversas modificaciones en el aparato y se establecieron los canales de comercialización adecuados.

La idea de este método se basa en que las enfermedades producen movimientos vibratorios en el cuerpo. Estos aparatos especiales son capaces de captar estas vibraciones y separar las ondas sanas de las enfermas. Luego, las vibraciones morbosas son transformadas y devueltas nuevamente al cuerpo. Durante la utilización del aparato, el paciente debe sujetar los electrodos con sus propias manos.

Los defensores de la terapia de la biorresonancia afirmaban que el aparato, aparte de diagnosticar, podía incluso eliminar

RESULTADOS

En último término, el concepto «alternativo» puede ser contemplado en medicina desde otra perspectiva, con el significado y aplicación de: «menos medicamentos».

Que ello es factible lo demuestran millones de personas que han sabido adaptar su vida a la enfermedad que padecen, aprendiendo al mismo tiempo a vivir con la alergia. Para ello, por ejemplo, han alterado su alimentación, saneado su vivienda y muchas cosas más. Lo importante no es sólo saber «soportar pacientemente una terapia», sino conocer y dominar a la perfección la enfermedad que se padece. Saber y conocer, siempre será mejor que tener una confianza ciega.

Para adquirir estos conocimientos, este libro puede ser de gran ayuda y orientación como lo pueden ser también las diferentes asociaciones de enfermos de alergia y de asma existentes.

las alergias y curarlas. Sin embargo, varios estudios posteriores demostraron que esto era mentira, y que el método no producía el menor efecto curativo. Durante el experimento se especificaron falsas alergias que luego, aparentemente, fueron eliminadas. En diversos estudios efectuados por los partidarios de la biorresonancia puede leerse que, para el éxito de la terapia, es imprescindible que se lleve a cabo una carencia absoluta.

Pero como es sabido, en caso de que se pueda llegar a producir una carencia total, es decir, cuando se evita rigurosamente todo alergeno, la persona alérgica no padece el menor trastorno, incluso al conectarse a este aparato.

Tratamiento con sangre propia

Es sobre todo a comienzos del presente siglo, con la carencia aún de otras posibilidades médicas, cuando los médicos utilizan la terapia de la sangre propia como un tipo de estimuloterapia especial. Las inyecciones con sustancia sanguínea propia tienen como finalidad estimular al organismo en la creación de cada vez más anticuerpos, para que pueda combatir eficazmente las infecciones. Al paciente se le extrae una cantidad de su propia sangre que, una vez tratada, se le inyecta de nuevo en el organismo. Algunos terapeutas añaden a la sangre otros agentes activos como, por ejemplo, ozono, oxígeno y extractos de muérdago o de equináceas.

Los riesgos a que se exponen pueden ir desde una intoxicación generalizada, hasta una infección de la sangre (septicemia), problemas circulatorios y ataques febriles.

Esta terapia con sangre propia se aplica en muy contadas ocasiones en la medicina académica; así, sólo, por ejemplo, cuando se trata de una urticaria crónica que no reacciona a otros tratamientos.

Síntomas alérgicos

Las reacciones alérgicas se manifiestan de diferentes formas: desde los inofensivos aunque molestos y repetidos estornudos en ambientes polvorientos, hasta el *Shock anafiláctico*, que puede causar el fallecimiento de la persona como consecuencia de las picaduras de insectos o la ingestión de determinados medicamentos.

Incluso los más sabrosos platos de pescado o de marisco, pueden resultar extremadamente «indigestos» para una persona previamente sensibilizada. Los síntomas alérgicos aparecen ocasionalmente de forma instantánea, pero también tras un período de tiempo con mayor o menor intervalo. Lo que en todo caso sí es cierto, es que la persona ha sido afectada por un compuesto químico o protéico determinado. Por regla general, suele tratarse de sustancias que en realidad son completamente inofensivas como, por ejemplo, el polen, el níquel y las proteínas de la leche de vaca. No obstante es necesario saber que el sistema inmunológico humano entra en contacto normalmente y se enfrenta a toda clase de proteínas ajenas al propio cuerpo. En las personas no-alérgicas, este proceso se desarrolla de forma lógica y natural, sin que aparezca el menor síntoma. En las que padecen alergia, en cambio, las reacciones después de entrar en contacto con estos productos pueden ser muy virulentas. Estas reacciones alérgicas suelen producirse en las denominadas «zonas limítrofes», es decir, en aquellas zonas que sirven de frontera al organismo con el exterior. Las primeras zonas afectadas son, naturalmente, la piel y las mucosas: la epidermis humana ofrece una superficie de contacto exterior de unos dos metros cuadrados, y las mucosas del pulmón y de los intestinos tienen unas superficies de contacto y de absorción de mayores dimensiones. Estas observaciones dejan ver clara y eficientemente la increíble variedad de posibles reacciones existente. Un número casi infinito de causantes o «promotores» desencadenan un repertorio de síntomas relativamente pequeño.

Desde un punto de vista inmunológico, hasta ahora no ha sido posible clasificar debidamente síntomas alérgicos tales como migrañas, depresiones, falta de concentración, cansancio permanente o esporádico, hiperactividad o agresividad desenfrenada en los niños. Pero sí llama la atención el que estos síntomas puedan aparecer repetidamente, siempre que se realicen las correspondientes provocaciones. Ahora bien, mientras la ciencia no sea capaz de definir estos fenómenos es mejor no intentar sustituir los conocimientos por los prejuicios.

El médico también se encuentra frente a un difícil dictamen si el paciente no aporta la menor demostración inmunológica de su alergia a la leche, a los productos lácteos y, sin embargo, este demuestra que no puede tolerar y que le producen, incluso, desagradables reacciones cutáneas. Es muy posible que en tales reacciones participe, por ejemplo, una intolerancia a una proteína de la leche como la caseína, que nada tiene en común con una intolerancia a un azúcar presente en la leche que se denomina lactosa.

SÍNTOMAS ALÉRGICOS MÁS FRECUENTES

- Artritis.
- Glositis.
- Migraña.
- Epistaxis.
- Urticaria.
- Depresiones.
- Neurodermitis.
- Hiperactividad.
- Asma bronquial.
- Ataques de tos.
- Fiebre del heno.
- Resfriados crónicos.
- Conjuntivitis crónica.
- Edema de Quincke.
- Cansancio permanente.
- Alergia medicamentosa.
- Cistitis.
- Eccemas.
- Linfangitis.
- Colitis ulcerosa.
- Diarreas crónicas.
- Pulmón de granjero.
- Escozor generalizado.
- Alergia a los alimentos.
- Intolerancia a los alimentos.
- Dolores de vientre crónicos.
- Intolerancia de prótesis dentales.
- Morbo (enfermedad) de Crohn.
- Alergia a las picaduras de abeja.

La dificultad para establecer comparaciones entre las reacciones de intolerancia o alérgicas se basa en que sólo en muy contadas ocasiones se dispone de referencias, muy poco fiables, de tipo inmunológico. La misión y el objetivo de los alergólogos debe consistir, partiendo de la anamnesis de la persona afectada, en realizar una interpretación correcta de las diferentes pruebas efectuadas y de las informaciones disponibles, para establecer -con todos estos datos- un plan estratégico que conduzca a una feliz solución del problema.

Asma bronquial

Con el nombre de asma bronquial se conoce a una enfermedad caracterizada por ataques de disnea respiratoria de duración variable con la concurrencia de tos, sibilancias (ruidos pulmonares al expulsar el aire por estrechamiento de los bronquios) y sensación de constricción debida al espasmo de los bronquios. La hipersensibilidad

Realizando un reconocimiento previo, el médico debe diagnosticar si el asma es o no alérgica.

de la persona afectada tiene como consecuencia la estrechez, más o menos extendida, de las ramificaciones bronquiales, por contracción y espasmo de las fibras musculares lisas, edema de las mucosas y frecuente presencia de secreciones viscosas.

Existen diferentes formas de asma bronquial y, por consiguiente, es importante que durante el reconocimiento se pueda diagnosticar si es un asma no-alérgico o un asma alérgico. En el asma no-alérgico se deben diferenciar y establecer los siguientes cuadros clínicos:

- Asma infeccioso.
- Asma por cansancio físico.
- Asma causado por asmógenos de índole química o física (por causas extrínsecas, por ejemplo, debido al contacto con polvos orgánicos, gases irritantes, así como bruscos cambios de calor y frío o contaminación atmosférica).

Pero el tipo más frecuente de asma es el alérgico; por ejemplo, al polen, esporas de hongos, ácaros del polvo, alimentos o pelos de animales. El asma puede desencadenarse también por una infección bacteriana con formación purulenta en los bronquios. Debe saberse que reducidas concentraciones de gases irritantes, humos de cocina, bencina, colorantes, lacas, humo de cigarrillos, perfumes, etcétera, apenas afectan al individuo sano, pero pueden intensificar una inflamación de las mucosas bronquiales ya existente y producir disnea respiratoria. En este caso, se habla de «asma de sensibilidad».

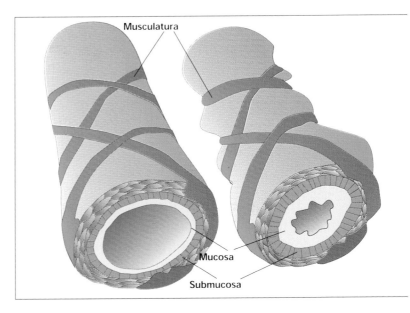

Musculatura

Mucosa

Submucosa

Corte transversal de las vías respiratorias: a la izquierda, se puede ver una ramificación bronquial normal; a la derecha, una ramificación bronquial con alteraciones asmáticas: la musculatura se estrecha, la mucosa está inflamada e hinchada y un moco denso y abundante estrecha aun más las vías respiratorias.

Además, la disnea puede aparecer también como consecuencia de diferentes enfermedades fundamentales; así, en las personas mayores no deberá descartarse nunca la presencia de una enfermedad cardíaca. Pero algunos problemas de origen psíquico (por ejemplo, miedo o estrés), también pueden causar el asma bronquial. Sin embargo, el desencadenante psíquico o «nervioso» del ataque asmático no es jamás la causa, propiamente dicha, de la enfermedad.

Diagnóstico

El diagnóstico del asma bronquial se establece en el transcurso de diferentes etapas: dentro del marco de la investigación de las causas, la anamnesis y el diagnóstico de la alergia (véase la página 21 y ss.) desempeñan un papel importante para decidir si la enfermedad asmática es alérgica o de tipo endógeno (origen intrínseco); es decir, si la causa se encuentra en alguna disfunción del propio organismo, sin que sea necesaria la actuación de agentes externos como son los alergenos que estamos estudiando. Las radiografías del pulmón pueden poner también tras la pista de causas patológicas.

Si existe la sospecha de que el paciente padezca alergia, es importante determinar los alergenos sospechosos mediante las pruebas cutáneas, de laboratorio y de provocación. Una

CONSEJOS PARA MEJORAR LA CALIDAD DE VIDA

• Ante la posibilidad de eventuales ataques de asma infeccioso, robustezca su sistema inmunológico; por ejemplo, fortaleciendo el cuerpo mediante regulares duchas alternativas de agua fría y caliente, y mediante saunas.

• Preste atención al peso corporal. Las personas con exceso de peso tienen más problemas con el asma y molestias de las vías respiratorias.

• Infórmese detalladamente de las características de su cuadro clínico propio. Contacte con grupos de autoayuda y aproveche los consejos o instrucciones que allí se dan; aprenderá mucho sobre su enfermedad y cómo convivir con ella. Las investigaciones realizadas a largo plazo han demostrado que los asmáticos debidamente instruidos necesitan menos medicamentos, sufren muchos menos ataques asmáticos y su vida transcurre con cierta normalidad.

• Debe prestar mucha atención a la administración puntual de los medicamentos. Aunque esté «pasando por una época buena», no interrumpa jamás la medicación sin consultar previamente a su médico.

• Practique un deporte y realice ejercicios periódicos. Especialmente apropiados son los deportes como natación, ciclismo y excursionismo. Asista a cursillos en los que se enseñe, por ejemplo, a respirar mejor y más profundamente mediante diversas técnicas. El aprendizaje de estas técnicas respiratorias le será de gran ayuda cuando padezca disnea respiratoria, ya que podrá dominar mejor el ataque asmático.

• El denominado «entrenamiento autógeno» también ha demostrado su eficacia. Mediante esta técnica de relajación, muchos pacientes controlan mejor el pánico que les embarga cuando sufren el ataque asmático.

• Evite todos los estímulos innecesarios de las vías respiratorias, como por ejemplo la nicotina, o una intensa polvareda en la habitación. Respire siempre por la nariz.

51

Cuerpo y salud

Las alergias

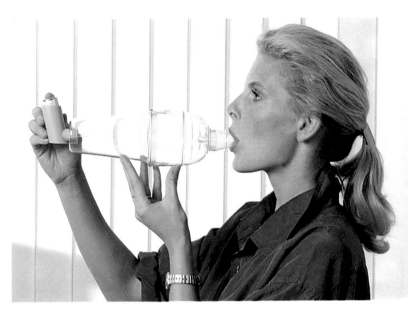

Los medicamentos contra el asma (sobre todo la cortisona) deberían inhalarse utilizando inhaladores, como los denominados «Turbohaler», que facilitan la inhalación. Estos aparatos son especialmente útiles en la medicación de las personas mayores y de los niños, ya que no es necesario que haya coordinación entre el disparo y la inspiración del paciente.

broncoscopia (técnica que permite al médico visualizar directamente el interior del árbol bronquial, mediante el empleo de un instrumento de fibra óptica dotado de un foco de luz y una cámara) y una broncografía (técnica radiográfica que posibilita la visualización del árbol traqueobronquial por vertido, gota a gota, de una sustancia de contraste radiotropo), permitirán detectar eventuales anomalías en el sistema bronquial.

Método terapéutico

En ciertos casos es posible conseguir una curación completa del asma bronquial, sobre todo cuando se trata de reacciones alérgicas del sistema bronquial. Pero también es obligado reconocer que muchas veces, para conseguirlo, es necesaria una terapia prolongada que supone la administración de diferentes medicamentos.

En la terapia del asma alérgico siempre debe procurarse en primer lugar, prescindir de los alergenos, a ser posible, de una manera total. Por desgracia, conseguirlo por completo es una tarea casi imposible, ya que los desencadenantes son alergenos cuya utilización es casi obligada; además, también intervienen en la hiposensibilización.

El grupo de medicamentos más importante (tratamiento de elección) para la terapia del asma bronquial, lo constituyen los

Antagonistas ß-adrenérgicos. Se trata de fármacos que se comercializan en forma de pastillas, supositorios, jarabes o como aerosoles, que producen una rápida y efectiva relajación de los músculos bronquiales; en este último caso, sobre todo cuando se utiliza el aerosol dosificador o solución inhalante, los efectos secundarios sólo se manifiestan en casos de una dosificación

Existen diferentes grupos de medicamentos que son muy adecuados para tratar el asma bronquial.

excesiva. El paciente asmático suele saber, con la necesaria antelación, cuando comenzará a empeorar su capacidad respiratoria. Y tan pronto tenga la más mínima sensación de agobio respiratorio, lo recomendable es que inhale de inmediato.

También se prescriben fármacos combinados, compuestos de ácido de cromoglicato sódico y nedocromil sódico, que inhiben la liberación de la histamina por el mastocito; pero los efectos tardan semanas en aparecer, por lo que solamente se emplean para la prevención de los ataques de asma, y no para el tratamiento de los mismos

Otro grupo de medicamentos lo forman las denominadas teofilinas; estos fármacos se presentan en forma de pastillas, gotas y supositorios. Durante un ataque asmático se emplean en inyectables. Estos fármacos exigen una dosificación que se corresponda exactamente con el peso del individuo, pero sin olvidar otras posibles patologías, como pueden ser las hepáticas o cardíacas. Las teofilinas, correctamente dosificadas y administradas, son medicamentos sumamente eficaces contra el asma, aunque pueden producir efectos secundarios. Su administración se realiza sola o en combinación con los fármacos mencionados.

La medicación original del asma bronquial apunta a la inflamación crónica de las vías respiratorias, prescribiéndose en tales casos corticoides. En muchos casos es recomendable, e incluso necesaria, la prescripción de cortisona con el fin de evitar que se agrave el asma bronquial.

La cortisona se presenta comercialmente en forma de inhaladores, pastillas, supositorios e inyectables. Cuando en el tratamiento del asma se emplean corticoides, es obligado diferenciar entre las diversas presentaciones para establecer el tiempo que ha de transcurrir entre una toma y otra. En la terapia que emplea pastillas e inyectables para su acción inmediata, así como en la que se utilizan corticoides inhalantes, no suelen presentarse efectos secundarios relevantes.

En las terapias prolongadas -medicamentos con pastillas e inyecciones- es necesario prevenir los efectos secundarios, sobre todo si se aplican dosificaciones elevadas. En la mayoría de los casos, el gran temor generalizado que se sigue teniendo a la cortisona está inmotivado. En una terapia prolongada, los efectos secundarios pueden ser perfectamente controlados con la sola aplicación de la dosis adecuada.

Tratamiento del asma

En el tratamiento del asma se pueden diferenciar dos tipos:

Preventivo:
- Evitar la exposición al alergeno (carencia).
- Hiposensibilización.
- Tratamiento con cromoglicato sódico.

De ataque:
- Asma leve → ß-estimulantes inhalados.
- Asma moderado → ß-estimulantes inhalados + CC inhalados + teofilinas.
- Asma grave → ß-estimulantes inhalados + CC inhalados + CC orales.

Además, en la actualidad hay una serie de nuevos broncodilatadores en experimentación:

- Antagonistas de los Rc de Leucotrienos.
- Bloqueadores de los canales $Ca++$.
- Antagonistas de los canales de $K+$.

Otro grupo de fármacos son las teofilinas, que exigen una dosificación muy precisa e individualizada para cada paciente, pues ha de calcularse teniendo en cuenta factores como:

- Edad, peso y tipo de alimentación del paciente.
- Otras enfermedades que haya sufrido el paciente además de asma, atendiendo sobre todo a las insuficiencias cardíacas o hepáticas.
- Interacciones con otros fármacos.

Todo esto es imprescindible para evitar la aparición de efectos secundarios a la medicación. Pese a su complicado manejo, las teofilinas -administradas solas o combinadas-, son fármacos sumamente eficaces en el tratamiento del asma.

Urticaria

La urticaria es una erupción que se caracteriza por producir lesiones cutáneas edematosas (habones o ronchas), con sensación de escozor y prurito. Aproximadamente un 0,4% de la población padece urticaria. El origen de este síndrome hay que buscarlo en muchas y distintas causas, que incluyen desde estímulos físicos, como calor, frío, luz o presión, hasta los producidos por alergenos. El ataque de urticaria suele ser de breve duración, pero puede adquirir un carácter crónico.

Frecuentemente, las formas agudas son consecuencia de una intolerancia a determinados alimentos como, por ejemplo, a las aminas existentes en determinados vinos tintos o quesos

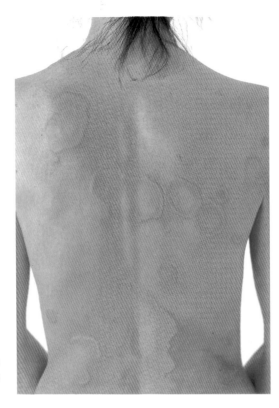

Los síntomas típicos de una urticaria son los habones rojos.

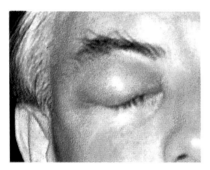

En el edema de Quincke se produce la hinchazón de los párpados.

estilo Roquefort. La urticaria puede aparecer tras la ingestión de algún pescado o de fresas, así como de ciertos medicamentos (por ejemplo, entre los analgésicos, el ácido acetilsalicílico). En tal situación, a los 30 minutos escasos de haber ingerido el alimento correspondiente, sobre la superficie de todo el cuerpo aparecen unos habones muy pruriginosos, a veces eritematosos o con un enrojecimiento circundante. Estas afecciones cutáneas son parecidas a las que producen las ortigas. Precisamente de esta observación se deriva el nombre científico de «urticaria». Los habones pueden aparecer aislados salpicando todo el cuerpo o confluir unos con otros hasta formar una gran superficie, de forma que gran parte de la piel presente entonces un engrosamiento.

La urticaria puede manifestarse de diversas formas, siendo algunas de ellas peligrosas.

La virulencia de los brotes urticantes depende del grado de autosensibilización del paciente, pero también de la cantidad de alimento ingerido. El prurito adquiere una mayor virulencia cuando la piel se calienta; por ejemplo, después de la ducha o en la cama. Otro tanto puede afirmarse en los casos de excitación psíquica o de un gran esfuerzo físico.

Una forma especial de urticaria es la denominada urticaria gigante o edema angioneurótico o de Quincke. El edema de Quincke se manifiesta con una gran hinchazón de los párpados, siendo la zona más afectada el rostro. Puede crear fácilmente situaciones de urgencia. La gravedad del edema angioneurótico o de Quincke reside en que, al igual que se inflaman súbitamente la cara y el cuello, puede inflamarse también fuertemente la laringe, comprometiendo de esta forma la respiración normal del paciente

Otra variante de urticaria corresponde a la conocida como exantema medicamentoso. Puede comprobarse que los habones son de menor tamaño e hinchazón y el enrojecimiento es menos intenso, más parecido al del sarampión. En los casos más graves, pueden incluso llegar a formarse ampollas.

Terapia

La forma terapéutica más sencilla es la de carencia alergénica, evitando todo contacto con la sustancia estimulante. Ello sucede con cierta frecuencia cuando existe una alergia de origen alimentario. Si la alergia es medicamentosa, es necesario extender un pasaporte alérgico para que, especialmente en casos de urgencia, el médico esté informado de los fármacos que no puede prescribir al paciente.

En ciertos casos de urticaria, en los que no es posible evitar el alergeno, una hiposensibilización podría ofrecer un resultado satisfactorio. Las formas agudas de urticaria pueden tratarse con antihistamínicos.

Neurodermatitis o neurodermitis

Esta enfermedad conocida también con el nombre de «liquen simple crónico», se caracteriza por el desarrollo de un proceso inflamatorio dérmico de origen nervioso, acompañado de un intenso prurito. La virulencia de la neurodermitis, así como la clase y forma de los problemas dérmicos, varía según la persona afectada.

El síntoma principal consiste en la aparición de unas pápulas redondeadas, muy pruriginosas, dolorosas, planas y brillantes, de pequeño tamaño, que pueden afectar a cualquier persona independientemente de la edad que tenga.

Las personas que padecen de neurodermatitis pueden verse afectadas también por las denominadas «Enfermedades atópicas», que muchas veces incluso se extiende al entorno familiar. El 60%, aproximadamente, de los enfermos padece también «fiebre del heno», y un 30% de ellos puede padecer asimismo «asma bronquial». Téngase presente que la neurodermitis puede aparecer ya en edad infantil. Las investigaciones realizadas demuestran que un 16% de los niños menores de diez años de edad, pueden verse afectados por este eccema.

Sintomatología

Según las diferentes edades, la neurodermitis puede presentar cuadros clínicos diferentes:

- Niños de pecho. Durante la época de lactancia, la neurodermitis suele aparecer a partir de los tres meses de edad, preferentemente con alteraciones cutáneas en las mejillas y cuero cabelludo. La piel aparece enrojecida y escuece mucho. Al rascarse, se hincha más. Se forman pequeñas ampollitas que, finalmente, también secretan. Los problemas cutáneos pueden extenderse luego al cuello, así como a brazos y piernas. Por regla general, dichas pápulas pruriginosas desaparecen a partir del segundo año de vida del bebé.
- Niños pequeños. A partir del segundo año de vida, el eccema afecta sobre todo los codos y el hueco poplíteo. Aparecen hinchazones; también, pápulas muy pruriginosas del tamaño de guisantes.
- Adultos. Aparecen eccemas cutáneos planos, sobre todo en el rostro, cuello, torso y las articulaciones. A veces se distribuyen también por distintas partes del cuerpo (por ejemplo: eccemas en cabeza, párpados y manos). El desarrollo a muy largo plazo de la neurodermatitis suele evolucionar favorablemente, ya que a partir de los treinta años de edad comienza a registrarse una curación total o, como mínimo, una mejora muy evidente.

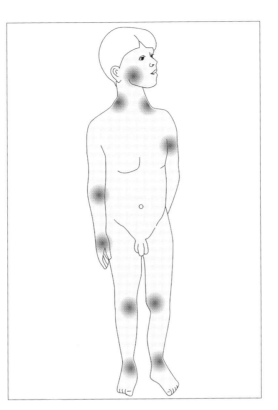

Las zonas señaladas en rojo son las de mayor incidencia de la neurodermatitis en niños y adultos.

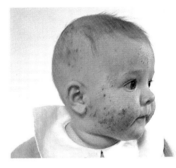

La neurodermatitis afecta a las mejillas y al cuero cabelludo del lactante.

El eccema es una inflamación cutánea que, según sea, se divide en aguda o crónica. Su origen se debe a diversas causas y puede ocasionar en la piel múltiples lesiones con sintomatología local. Las más frecuentes son: eritema, vesículas, exudados, costras o escamas. Predomina el prurito, que repercute en el estado general del paciente en forma de fiebre y malestar.

Desencadenantes

El origen de la neurodermatitis no se debe a ninguna causa general; es más, son muchos los factores individuales que conjuntamente desempeñan un importante papel en su inicio. Entre los desencadenantes más importantes figuran los alergenos, pero asimismo los problemas psíquicos o el estrés; todos ellos, juntos o separados pueden producir un brote inesperado o incluso intensificar la enfermedad. En ciertos casos, la psicoterapia podrá aportar el remedio adecuado. De todos modos, conviene recordar que la neurodermatitis no tiene su única causa en la psique.

La predisposición para el desarrollo de una neurodermatitis es muchas veces de origen hereditario. Las personas enfermas de neurodermatitis poseen una piel extremadamente seca y reaccionan con inusitada virulencia a todo estímulo cutáneo.

Terapia

La terapia de neurodermatitis se basa fundamentalmente en evitar lo máximo posible, todos los factores provocadores de la enfermedad. Lógicamente, para conseguirlo se precisa previamente de un diagnóstico acertado.

Como norma general suelen realizarse, a un mismo tiempo, las pruebas cutáneas y unos análisis de sangre especiales. Si existe la sospecha de que el origen de la alergia es de tipo alimentario, se procederá a prescribir dietas eliminatorias (dietas que, paulatinamente, irán eliminando todos aquellos alimentos que pudieran ser «sospechosos»).

El principio fundamental de la terapia de una neurodermatitis es el tratamiento individualizado, es decir, que en todo instante tenga presente el aspecto cutáneo del paciente.

Pero debe tener siempre presente que no existe ni una dieta general aplicable a todos los enfermos, ni un fármaco milagro-

CÓMO COMPORTARSE ANTE LA NEURODERMATITIS

- Evite el baño o la ducha diarios con sustancias hidroactivas. En su lugar, utilice productos que resequen menos la piel (aceites grasos y geles de baño).

- Frote bien los brazos y las piernas con leches grasas o aceites: a ser posible que no contengan perfumes ni conservantes.

- Quiza consiga éxitos parciales con preparados que contengan ácido úrico y gammalinoleno (aceites de borraja, aceite de onagra).

- Lleve vestidos de algodón, en vez de lana, su cuerpo se lo agradecerá.

- Alivie los brotes pruriginosos con baños de agua tibia mezclada con un poco de té (no de bolsitas); también puede preparar el baño con otras hierbas ricas en tanino.

- Si registra intensos brotes neurodermíticos, aplíquese de inmediato un tratamiento antiinflamatorio con un preparado de cortisona. Un tratamiento adecuado y durante un espacio corto de tiempo, carece de efectos secundarios.

- Combata el prurito empleando brevemente antihistamínicos o bloqueadores de mastocitos (Cromoglicato sódico o Nedocromil sódico). También son muy efectivos los preparados de alquitrán e ictiol.

- Una cura climática (cambio de clima), de unas 3 semanas de duración le procurará beneficios.

- En determinados casos, puede ser útil realizar tratamiento psicoterapéutico. Para erradicar las situaciones de estrés, el método del entrenamiento «autógeno» es muy interesante.

so. Si se quieren obtener los resultados, la dieta ha de adaptarse individualmente a cada persona, previo dictamen de un alergólogo y la colaboración de un experto en dietética.

Muchos pacientes de neurodermatitis tienen la sensación permanente de estar sucios y, por ese motivo, para su aseo utilizan muchísimo jabón y agua. Pero esta circunstancia hace que la piel se seque demasiado y el eccema empeore. Estas personas, para la higiene de la piel han de emplear cremas grasas y aceites corporales.

Conjuntivitis

Sea cual fuere la causa, las inflamaciones de la membrana mucosa fina, o conjuntiva, que recubre la cara interna de los párpados y la cara anterior del ojo hasta la zona en donde comienza la córnea, reciben el nombre genérico de conjuntivitis.

Es, de todos modos, un síndrome muy frecuente, con un gran número de síntomas comunes, como enrojecimiento por inyección vascular, fotofobia, secreciones varias (desde acuosas a purulentas) y diferentes sensaciones que, si se acompañan de dolor, son sintomáticas de que la córnea está afectada, aunque sólo sea superficialmente. Las molestias subjetivas son: escozor, comezón y picor.

Las causas de una conjuntivitis pueden ser múltiples, y no han de ser forzosamente de tipo alérgico.

Una conjuntivitis puede llegar a escocer hasta hacerse insoportable, dar origen a una gran secreción que la haga muy molesta y poner el ojo completamente enrojecido. Pero NUNCA puede causar:

- Dolor.
- Deformidades en la pupila.
- Alteraciones en la agudeza visual.

Si apareciese alguno de estos síntomas, cabría pensar que existe algo más que una simple conjuntivitis.

Las causas infecciosas (bacterias, parásitos y hongos) pueden ser la causa principal en el desarrollo de una conjuntivitis; pero también la acción de sustancias tóxicas o la intervención de elementos mecánicos y químicos pueden provocarla.

Si la inflamación de la conjuntiva es crónica, suele relacionarse básicamente con una reacción alérgica. Por dicho motivo, debe descartarse tratar esta enfermedad de no mediar un diagnóstico previo y certero; las medidas terapéuticas para curarla se basarán entonces únicamente en los clásicos «remedios caseros», o en métodos terapéuticos alternativos. Los clásicos baños de ojos realizados con una compresa empapada en una infusión de manzanilla caliente, aunque muy socorridos, deben evitarse pues a veces producen graves trastornos a las personas alérgicas y empeoran su sintomatología.

La alergia al polen es el desencadenante de un tipo especial de conjuntivitis. Igualmente el mecanismo de los denominados «alergenos cruzados», por ejemplo, manzanas, nueces, melocotones, cerezas, kiwis, zanahorias, podrían producir reacciones virulentas y en parte críticas de la conjuntiva. Pero también otros alergenos pueden desencadenar su propia sintomatología en el ámbito ocular. En el caso de las conjuntivitis resistentes a toda terapia y prolongadas en el tiempo, su responsable podría ser el níquel que entra en la composición de alimentos. Si se da ésto, es recomendable visitar al oftalmólogo.

Las conjuntivitis también pueden ser provocadas por las lentes de contacto, así como por los desinfectantes utilizados en su limpieza. Los síntomas que más frecuentemente aparecen son: pinchazos, secreciones y una creciente intolerancia a las lentes de contacto

Las molestias suelen comenzar en el período que abarca desde la tercera semana hasta los tres años, a partir de la primera colocación de las lentillas. Tales síntomas son comunes, independientemente del tipo de lentillas que se usen: blandas o duras.

Shock anafiláctico

Recibe el nombre de «shock anafiláctico» un trastorno agudo cardio-circulatorio, de extrema gravedad, que en ciertos casos puede producir la muerte en muy pocos minutos.

De producirse el shock anafiláctico, una intervención urgente, decisiva y efectiva del médico puede salvar la vida del paciente.

Las causas que lo producen radican en el fallo del mecanismo regulador del sistema de los vasos sanguíneos. Suele tratarse, por regla general, de una reacción antígeno-anticuerpo de tipo instantáneo (reacciones inmediatas conocidas y clasificadas como de hipersensibilidad de tipo 1), en la cual se provoca la liberación de ciertas sustancias como la histamina.

Estas sustancias producen un doble efecto de dilatación de los vasos y una creciente permeabilidad de los pequeños vasos sanguíneos, lo que ocasiona una acumulación de líquidos en diferentes zonas del cuerpo. El organismo registra entonces un desabastecimiento de sangre y ante esta insuficiencia el cuerpo no puede mantener sus funciones normales; se registra una inmediata y brusca hipotensión con el consiguiente desplome de las funciones cardíacas y de la circulación sanguínea.

El desencadenante principal que ocasiona esta reacción de *shock* son productos tales como fármacos, insecticidas y alimentos (entre otros: nueces, leche o crustáceos).

La evolución de una reacción anafiláctica también puede detenerse en uno o varios de los síntomas mencionados, sin que tenga que llegar, forzosamente, a colapso (*shock*) como última fase de todo este proceso. En las alergias producidas por productos alimenticios, aparecen frecuentemente taquicardias que pueden diagnosticarse mediante un electrocardiograma realizado durante el transcurso de una prueba de provocación en 24 horas.

Si llega a producirse el shock anafiláctico, lo verdaderamente importante es descubrir rápidamente la causa alérgica que lo ha motivado (siempre que ésta exista). Ésta se registrará entonces lo antes posible en una cartilla de la alergia que el afectado debería llevar siempre consigo. Cuando se dan determinadas premisas, además de dicha cartilla se recomienda también llevar consigo una lista de los medicamentos prescritos, es decir, a los que se tiene alergia. En situaciones de *shock*, se emplean los siguientes medicamentos:

- Suero.
- Adrenalina.
- Antihistamínicos.
- Corticosteroides.
- Expansores de volumen.

En casos de urgencia, como los producidos por picaduras de insectos, ha demostrado su eficacia la aplicación del denominado «inyector automático», cuya prescripción ha de ser facultativa.

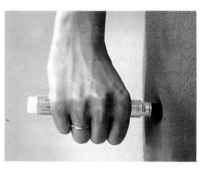

El «inyector automático» se emplea, en casos de urgencia, para inyectarse adrenalina.

SÍNTOMAS QUE INDICAN LA INMINENCIA DE UN SHOCK

El pronóstico de un *shock* depende habitualmente de la precocidad en el diagnóstico; para ello es muy interesante saber que los primeros síntomas que delatan su inminente presencia son:

- Taquicardia.
- Intranquilidad.
- Sudoración profunda.
- Frialdad y palidez cutánea.

Además, el médico podrá constatar:

- Oliguria.
- Entumecimiento del relleno capilar.
- Tensión arterial normal o hipotensión.

Durante el proceso de *shock*, la clínica se complica con:

- Anuria.
- Cianosis.
- Taquipnea.
- Somnolencia.
- Desorientación.
- Hipotensión franca.
- Acidosis metabólica.

Alergias causadas por agentes inhalantes

«Lo necesito como el aire para respirar», decimos cuando alguna persona o una cosa se convierten en algo irrenunciable para nosotros o imprescindible para nuestra supervivencia. La realidad es que si se agotase el aire que necesitamos para respirar, el ser humano sólo podría sobrevivir unos pocos minutos nada más. Y cada vez que nuestra salud se resiente debido a un «achaque» de las vías respiratorias, nos invade una congoja que nos hace sentir desamparados. Pero tanto los seres humanos como los animales han de respirar forzosamente un aire cargado de partículas en suspensión, muchas de ellas causantes de efectos alergénicos. De este modo, el aire y el viento que respiramos y necesitamos para vivir transporta semillas de muchas plantas y otras partículas vegetales, así como partes de algas, bacterias y organismos unicelulares.

La mayoría de los alergenos potenciales que pululan por el aire y éste acarrea en su ir y venir, se componen de proteínas o están asociados a material biológico de diferente tamaño. Los «aeroalergenos», nombre que reciben estas sustancias suspendidas o transportadas por el aire, poseen características diferentes. Debido a sus peculiaridades específicas alergéni-

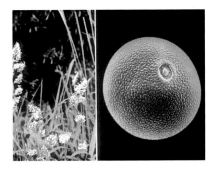

Pequeños «malhechores» con graves consecuencias: el polen de una ranunculácea.

cas, algunos de estos «aeroalergenos» aparecen en solitario o están en condiciones de provocar reacciones de tipo inmunológico en el ser humano. Además de estar presentes en cantidades suficientes, otros necesitan unos medios de transporte más favorables como condición previa para provocar afecciones alérgicas en el ser humano.

Los alergenos inhalables se dividen en dos grupos:

• Alergenos de origen natural.
• Alergenos existentes en el ámbito doméstico o profesional de la persona, o que son producidos en dicho ambiente.

Para la investigación de las alergias inhalantes, la alergología se fundamenta en la «aerobiología». Esta rama de la ciencia la practican de forma interdisciplinar botánicos, patólogos de la flora, meteorólogos, higienistas y físicos. Tiene como finalidad el estudio de los orígenes, liberación y transporte de los microorganismos y las partículas presentes en la atmósfera.

Alergia al polen (fiebre o catarro del heno)

La estación de la «fiebre del heno» se caracteriza, en primavera y verano, por unos síntomas característicos: catarro agudo de las mucosas nasal y ocular, con ojos enrojecidos, secreción nasal y reflejos estornutatorios. En ciertos países, hasta el 15% de la población puede verse afectada en mayor o menor medida por estas molestas «sensaciones primaverales».

La denominación de «fiebre del heno» no tiene en realidad razón de ser, ya que las correspondientes molestias alérgicas de la mayoría de las personas aparecen cuando hace ya tiempo que se realizó y finalizó el transporte del heno a las granjas. La fiebre del heno, se conoce en el lenguaje científico como «polinosis», ya que generalmente son las gramíneas quienes la desencadenan; y el cuerpo reacciona tan pronto como el polen entra en contacto con las mucosas. De existir entonces la correspondiente sensibilización, aparecen toda una serie de síntomas clínicos de tipo alérgico. Estos síntomas suelen aparecer a los 30 minutos, aproximadamente, después de haber tenido contacto con el polen. Se sabe, sin embargo, de una serie de reacciones retardadas; es decir, cuando los síntomas aparecen después de haber pasado algunas horas. La fiebre del heno puede diagnosticarse fácilmente delimitando bien lo que es un resfriado normal, si la sintomatología del catarro aparece repentinamente, con una duración estimada de hasta cuatro semanas y que sólo se presenta durante una sola temporada a lo largo de todo el año.

> **La polinosis o «fiebre del heno» se manifiesta con catarro, ojos enrojecidos y estornudos.**

La predisposición hereditaria también desempeña un importante papel en el origen de la fiebre del heno. El riesgo de contraer la enfermedad aumenta si uno de los padres es alérgico, y se incrementa aun más si ambos padres padecen esta enfermedad. Durante los últimos años ha llamado la atención, al confeccionar la anamnesis, el hecho de que cada vez sean más las personas que padecen la fiebre del heno sin que en su familia haya antecedentes de esta enfermedad. Lo cierto es que familias sin «tradición» tienen cada vez más «primerizos».

Observación: lo que se hereda no es la fiebre del heno, sino la predisposición a desarrollar enfermedades alérgicas.

Diagnóstico

Para toda persona alérgica al polen, es importante saber cúal es el polen que le hace reaccionar. Por este motivo, se recomienda el reconocimiento por parte de un alergólogo, y la realización de las pruebas oportunas. Para reconocer una alergia al polen, sirven las pruebas de tipo cutáneo; en casos dudosos, para complementar las pruebas de diagnóstico podrán hacerse unas pruebas de provocación de las mucosas nasales.

SÍNTOMAS DE LA ALERGIA AL POLEN

- Lagrimeo, escozor ocular, estornudos, resfriado con secreción nasal, obstrucción nasal.
- Sensación olfatoria y gustativa limitadas (pérdida de olfato y no se aprecia el sabor de los alimentos).
- Escozor de oídos.
- Asma bronquial.
- Cefaleas, sueño turbado.
- Raras veces: eccema cutáneo o prurito.

CALENDARIO DE VUELO DEL POLEN

	Feb.	Mar.	Abr.	May.	Jun.	Jul.	Ago.	Sep.
Avellano	■	■	■					
Sauce	░	■	■	░				
Olmo	░	■	■	░				
Álamo		■	■					
Abedul		░	■	░				
Alestaz			░	░	■	■	░	░
Robinia			░	■	■	░	■	░
Carrizo			░	■	■	■	░	░
Alopecuro			░	■	■	■	░	
Poa de los prados				■	■	■		
Centeno				■	■	░		
Avena				■	■	■	░	
Festuca				■	■	■	■	
Grama canina				■	■	░	■	
Llantén mayor				■	■	■	■	░
Cola de perro				░	■	■	■	░
Fleo de los prados				░	■	■	■	░
Arundinaria				░	■	■	■	░
Cizaña vivaz				░	■	■	■	░
Alortero				░	■	■	■	░
Heno blanco				░	■	■	■	
Tilo					■	■	░	
Trigo					■	■	░	
Agróstide					■	■	■	
Saúco					■	■	░	

 Época de floración principal

 Época de pre- y postfloración

Para toda persona alérgica al polen es muy importante conocer las distintas épocas de floración de los diferentes árboles, hierbas y gramíneas.

La fiebre del heno aparece sólo de forma estacional, pero no por eso debería ser tomada a la ligera. Se trata de una enfermedad seria que en el 30% de los casos hace temer ciertas «complicaciones». Este hecho significa que los trastornos de las vías respiratorias superiores (zona nasal y faríngea) pueden extenderse luego a las vías respiratorias más profundas (bronquios).

La intensidad de la presencia del polen en la atmósfera depende de las diversas condiciones atmosféricas imperantes en la zona.

Terapia

Conseguir con la fiebre del heno una carencia alergénica es, en la mayoría de los casos, casi imposible, porque ¿quién podría permitirse el lujo de permanecer constantemente allí donde «su polen» no hace acto de presencia? La intensidad de la presencia del polen varía, naturalmente, dependiendo de las condiciones meteorológicas. En los días calurosos, las semillas de las flores pueden recorrer hasta 500 km transportadas por el viento. Baste tan sólo con decir que una sola espiga de centeno produce, aproximadamente, unos 4 millones de gránulos de polen, y que son suficientes sólo 20 pólenes por metro cúbico de aire para provocar una reacción alérgica. La intensidad del vuelo del polen varía también regionalmente, como sucede con las distintas épocas de floración de las diferentes flores.

Como la concentración del polen en el aire depende en gran medida de la intensidad del viento y las condiciones meteorológicas, la realidad es que los calendarios confeccionados sobre la presencia del polen no suelen ser de gran utilidad. Como mucho pueden indicar valores experimentales, pero nunca los tiempos de concentración de un momento concreto. Es mucho más interesante escuchar los informes meteorológicos de la radio y televisión; éstos sí facilitan la tendencia existente de concentración regional del polen.

Para aliviar o frenar los síntomas alérgicos de la fiebre del heno se prescriben antihistamínicos. Existen, naturalmente, diferentes presentaciones, por ejemplo en pastillas, en gotas, colirios y gotas nasales; también en forma de aerosoles para inhalar. La última generación de antihistamínicos, que actúa directamente sobre la zona donde se producen los trastornos (por ejemplo, la nariz), apenas presentan efectos secundarios, y suelen aliviar a los pocos minutos de aplicarlos.

El método terapéutico principal de la alergia al polen consiste en la aplicación de una hiposensibilización específica y se le inyecta al paciente una dosis mínima del alergeno de polen que provoca sus síntomas. Mediante un lento incremento de la dosificación a lo largo de semanas y meses, el cuerpo va habituándose y se «inmuniza». La hiposensibilización se efectúa durante la época en que no hay polen.

PREVENCIÓN DE LA FIEBRE DEL HENO

• El vuelo del polen comienza, por regla general, entre las 16 y las 17 horas. En las zonas rurales, su intensidad es mayor durante las mañanas, alcanzando su momento álgido en las horas del mediodía y crepusculares. Durante estas horas conviene mantener cerradas las ventanas de las viviendas.

• Planifique sus vacaciones para que, durante la época de mayor «concentración» de su alergeno específico, pueda trasladarse a lugares donde la situación climática y meteorológica no se vea afectada por el vuelo del polen (islas, zonas de montaña).

• Evite permanecer mucho tiempo al aire libre, especialmente durante la fase de floración.

• Si viaja en automóvil, no utilice el aire acondicionado y mantenga las ventanillas cerradas. Para las personas alérgicas es muy interesante la instalación de filtros que eviten la entrada de polen, y deberá mantenerlos siempre en perfecto estado.

• La ducha diaria y el lavado de la cabeza antes de acostarse evita que el polen, que durante el día se ha ido fijando a los cabellos, se desprenda de la cabeza y se inhale durante la noche.

• Pase diariamente la aspiradora para eliminar el polen de muebles y alfombras; sin embargo, procure que este trabajo lo realice una persona que no padezca alergia.

• Es muy importante que evite la nicotina y otros factores irritantes de la mucosa del árbol bronquial, ya que estos agentes pueden agravarle los cuadros de alergia.

• En caso de padecer una alergia a las gramíneas, se recomienda no segar personalmente el césped ni tumbarse sobre él.

Observación: de no efectuarse ninguna hiposensibilización, en el 30% de los casos en los que concurre un catarro del heno de larga duración, existe el peligro de complicaciones y como consecuencia se puede originar un asma crónico. Una terapia sintomática medicamentosa con antihistamínicos, no reducirá las posibilidades de tales complicaciones.

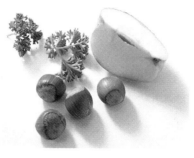

Un ejemplo de alergias cruzadas: quien reaccione de forma alérgica a las avellanas, también suele ser sensible a las manzanas.

EJEMPLOS DE REACCIONES CRUZADAS

- Polen arbóreo: reacciones a la fruta de hueso y de pepitas, nueces (también preparadas), zanahorias, apio, anís, curry.
- Polen de cereales y gramíneas: reacción a harinas y cereales.
- Polen de hierbas: reacciones a hierbas, especias, tés de hierbas, hierbas en medicinas y cosméticos, manzanilla, apio.

Alergias cruzadas

En uno de cada dos pacientes con alergia al polen existe, o se desarrolla, una hipersensibilidad contra determinados productos alimentarios botánicamente emparentados con los productores de polen. En el caso, por ejemplo, de una alergia temprana al polen del abedul, aliso y avellano, podrán surgir posteriormente reacciones alérgicas al comer manzanas, nueces u otro tipo de drupas. El principio del parentesco botánico aparece con toda claridad, en el ejemplo del polen del avellano y de las avellanas.

Las reacciones cruzadas pueden aparecer de inmediato o permanecer latentes para aparecer posteriormente con el tiempo, generalmente en forma de prurito y deseos de rascarse, escozor en el paladar e hinchazón de la mucosa bucal. En casos excepcionales pueden presentarse también trastornos asmáticos y, en ocasiones, un shock anafiláctico.

En el caso de la fruta, su potencia se elimina o reduce al hervirla, algo que no sucede con el apio. Evitar el placer de comer, por ejemplo, unas avellanas «no matará a nadie»; pero el comerlas sí puede producir alergias cruzadas con la consiguiente disminución de la calidad de vida, sobre todo si ello afecta a nuestros «manjares preferidos» como lamentablemente ocurre con relativa frecuencia.

Cuerpo y salud

Las alergias

Alergia a los ácaros del polvo casero

El polvo está constantemente presente en nuestras viviendas y casas y resulta prácticamente imposible evitarlo. Su composición puede ser sumamente variable de una vivienda a otra, pero lo que el polvo sí contiene siempre son pelos, caspas, escamas cutáneas, fibras textiles, partes de plumas, esporas de hongos, polen, restos de comida, bacterias y otras muchas materias en suspensión.

Los ácaros habitan en nuestras casas de una manera totalmente natural y su presencia no supone dejadez en la realización de las tareas domésticas.

Basándose en investigaciones científicas realizadas a lo largo de muchos decenios, hoy en día se sabe que la alergia al polvo casero la desencadenan, principalmente, unos microbios o microorganismos denominados ácaros. Sin embargo, el verdadero alergeno se encuentra en los excrementos del ácaro. A lo largo de su vida, de dos a cuatro meses de duración, un ácaro produce una cantidad de excrementos que representan 200 veces su propio peso. Una vez secas, las bolitas de los excrementos se desintegran en minúsculas partículas que a su vez se mezclan con el polvo casero. Si este polvo pasa al aire al mover los colchones, las sábanas, las mantas o las alfombras, se ponen en movimiento también los alergenos correspondientes que, posteriormente, son involuntariamente inhalados por las personas. Del mismo modo las corrientes de aire o el uso de la aspiradora pueden contribuir a que los excrementos de los ácaros se extiendan por toda la habitación.

En las personas sensibilizadas, las reacciones alérgicas se manifiestan con ojos llorosos o escozor ocular, reflejos estornutatorios e intensas secreciones nasales. En casos menos frecuentes puede aparecer disnea respiratoria, asma bronquial, e incluso algún caso de urticaria o eccemas.

La presencia de ácaros en el polvo casero no significa una falta de higiene. Muy al contrario, el alérgico es la persona más interesada en cuidar la limpieza de su entorno.

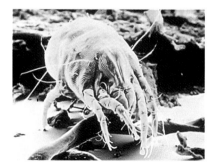

Un minúsculo arácnido con un inmenso efecto alergénico: el ácaro.

UNOS INQUILINOS «ENCANTADORES»: LOS ÁCAROS

Los ácaros del polvo casero pertenecen a la clase de los arácnidos. A simple vista no son reconocibles, ya que sólo miden entre 0,1 y 0,5 milímetros. Pero la «actuación» de estos animalillos no se debe a su tamaño sino a su gran concentración: en un gramo de polvo se han llegado a constatar, en investigaciones realizadas, la presencia de cerca de 20 000 ácaros. Los ácaros del polvo se alimentan, principalmente, de las escamas cutáneas tanto de origen animal como las procedentes del ser humano. Las encuentran en cantidad suficiente, por ejemplo, en nuestros lechos. El ser humano pierde diariamente 1,5 gramos de escamas de su piel, cantidad suficiente para alimentar 1,5 millones de ácaros durante un día.

Sin embargo debe tenerse bien presente que estos microbios son unos «huéspedes» completamente naturales y habituales en todas nuestras casas y viviendas, y que no son transmisores de enfermedades.

Para reproducirse y poder generar alergenos, los ácaros necesitan de unas determinadas condiciones previas en su propio medio ambiente. Además de la necesaria alimentación, son asimismo factores importantes para su desarrollo tanto la humedad ambiental como el calor de la habitación. Los ácaros necesitan una humedad relativa media de un 50% y unas temperaturas que oscilen en torno a los 25 °C.

La principal época de reproducción de los ácaros corresponde al período de tiempo que comprende de mayo a octubre. Al comenzar la época de frío, el calor de las calefacciones reduce la humedad atmosférica ambiental y la mayoría de los ácaros perece. Pero entretanto se ha producido una gran acumulación de excrementos que se han mezclado con el polvo casero, e incluso se encuentran en suspensión en el aire de la habitación, de forma que es en esta época cuando las personas alérgicas padecen mayores molestias causadas por estos ácaros. Como humedades atmosféricas superiores al 90% e inferiores al 60% son perjudiciales para los ácaros, estos indeseables huéspedes apenas proliferan en zonas de alta montaña, en altitudes superiores a los 1 200 metros.

Consejos para el saneamiento

La mayor parte de los ácaros «anida» en los colchones y muebles tapizados, por lo que para procurar su eliminación debe mantenerse una limpieza y saneamiento constantes. Pero los ácaros también están en las alfombras y moquetas, si bien en menor cantidad. Por explicarlo de alguna manera, somos noso-

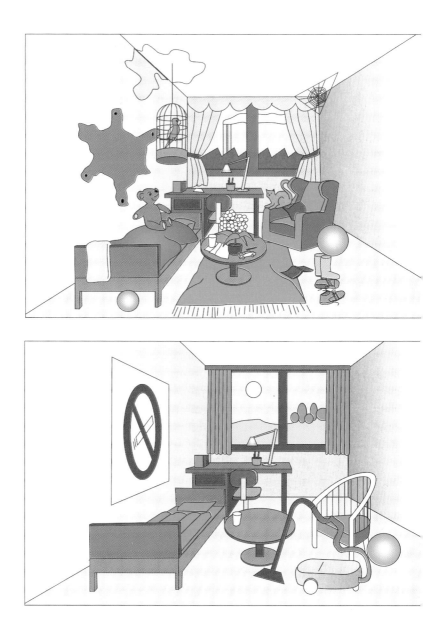

Arriba: los ácaros del polvo casero encuentran su medio propicio para proliferar en colchones, cojines, cortinas, animales de peluche y tapices de las paredes.

Abajo: ejemplo de una habitación infantil que excluye todo tipo de alergia.

tros mismos quienes transportamos los ácaros desde el lecho a la alfombra; así pues, una reducción automática del número de ácaros presentes en las alfombras se dará siempre y cuando los colchones y los muebles tapizados hayan sido suficientemente saneados.

- Los colchones con más de ocho años de uso, deberían ser sustituidos por otros nuevos.
- El primer paso importante para reducir la concentración de ácaros es adquirir colchones y fundas impermeables; esto aportará, generalmente, una mejoría inminente en los síntomas de la persona afectada. Los colchones se cubrirán con estas fundas, que deben ser lavables, dejándolos aislados frente a los ácaros, que de esta manera no podrán salir a la superficie.
- Las plumas de almohadones y edredones sólo son problemáticas si existe una alergia a estas plumas de ave. Puede afirmarse que los ácaros colonizan las ropas de cama, independientemente del material con que estén hechos ya que para vivir sólo precisan la humedad y el calor necesario. Los materiales sintéticos sólo se utilizarán si la acariosis (proliferación de ácaros) es grave y se hace necesario un cambio constante de la ropa de cama. Se recomienda lavar esta ropa a temperaturas muy elevadas.
- En caso de alergia a los ácaros, las alfombras no necesitan habitualmente un tratamiento especial. Sólo cuando el saneamiento del lecho representa un claro síntoma de alivio para el paciente, debería pensarse la posibilidad de eliminar las alfombras. Al comenzar las medidas de saneamiento puede ser efectivo dar a las alfombras un tratamiento con un buen acaricida.
- Las sábanas y almohadas acogen también a una ingente cantidad de ácaros. Esto es debido a que el calor que despide el suelo obliga a los ácaros a refugiarse en las fibras textiles superiores, facilitando así su absorción con un aspirador. No obstante, en condiciones normales los ácaros se sujetan fuertemente a las fibras textiles de las alfombras y el aspirador los elimina difícilmente. Por este motivo, deben elegirse las alfombras de nudo muy pequeño.
- Los aspiradores deben ir equipados con filtros finos para el polvo. Además es muy importante un cambio frecuente de las bolsitas que recogen el polvo aspirado; en caso contrario, debido a los efectos de la concentración de

CUIDADO CON LAS «ARMAS MÁGICAS»

Muchas empresas ofertan aparatos que limpian el aire, afirmando que son «armas mágicas» eficaces contra las alergias en espacios cerrados. Sin embargo, la conducción filtrante de estos aparatos difiere mucho de unos a otros. Algunos pueden ser probados por el cliente durante algún tiempo. ¡Aproveche esta oportunidad! Los aparatos equipados con un filtro de bioabsorción de aire han demostrado especialmente sus posibilidades en este campo.

humedad podría formarse moho y ser difundido luego por el ventilador del aspirador. Aspirar el polvo de la vivienda es una labor que en ningún caso debería efectuar una persona alérgica a los ácaros. Si ello fuera inevitable, se recomienda colocarse una máscara antipolvo en el rostro.

• Como regla general, debe procurarse airear bien las viviendas y tratar de que el aire del interior sea seco.

• En los dormitorios debe evitarse la presencia de todo tipo de tela u objeto que atraiga al polvo. Las cortinas, los visillos, las paredes forradas de tela, las librerías abiertas u otros muebles y objetos similares deberían limpiarse regularmente, a ser posible con productos químicos.

• Los muñecos de peluche, tan queridos por los niños, son el lugar predilecto de los ácaros. En este aspecto ha demostrado ser muy eficaz colocar en el congelador estos muñecos durante unas horas, ya que el intenso frío mata a los ácaros.

Además de las posibilidades carenciales ya mencionadas, para las personas que tienen alergia a los ácaros del polvo casero existe la posibilidad de seguir un tratamiento de hipo-sensibilización, con el que tan buenos resultados se obtienen.

Alergia a los pelos de animales

Por alergia a «los pelos de animales» se entiende la provocada por los restos del pelaje de origen animal; sin embargo esta denominación es un tanto incorrecta porque no son tanto los pelos causantes de la alergia, como las caspas o escamas cutá-neas de los animales y sus secreciones. Así, las alergias a los pelos de animales han aumentado considerablemente durante los últimos años. Responsable de este incremento es el mayor número de animales que conviven hoy en día en las viviendas humanas. El número de estos animales domésticos puede esti-marse en varios millones entre perros, gatos, cobayas, háms-ters, tortugas, periquitos y papagayos. El contacto entre el ser humano y los animales es cada vez más estrecho, teniendo en cuenta que la oferta de casas permanece más o menos esta-ble, pero aumenta el número de animales.

Un 15% de las personas alérgicas reacciona a la caspa ani-mal. Las fuentes alergénicas animales más frecuentes son la piel y los pelos, así como la saliva, la orina y sus excrementos. Según el grado de sensibilización de la persona, una cantidad mínima de estos alergenos es suficiente para provocar una reacción alérgica. En personas que padecen este tipo de aler-gia se registran reacciones especialmente rápidas e intensas después de haber tenido contacto directo o indirecto con los pelos de gatos y roedores.

La mera presencia de una persona poseedora de un gato puede desencadenar violentos síntomas en otra persona alér-

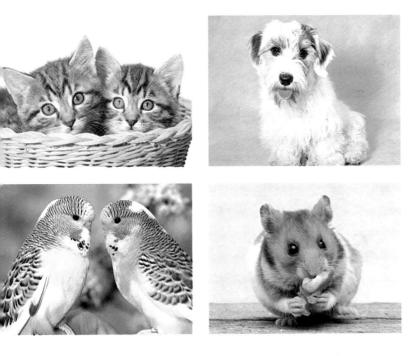

Estos encantadores gatitos, el perro, los periquitos o el hámster pueden provocar, a pesar de su agradable compañía, desagradables «efectos secundarios».

gica, incluso no existiendo ningún animal en las proximidades. Estas reacciones alérgicas pueden producirse también, por ejemplo, en una visita al zoológico o a una casa de labranza donde tengan caballos u otro tipo de ganado.

En las alergias debidas a pelos de perro, se conocen reacciones que sólo las produce una determinada raza. No obstante, la largura de los pelos nada tiene que ver, una reacción alérgica la puede producir tanto un perro de pelo largo como uno de pelo corto

En ocasiones las moléculas alergénicas se encuentran en la saliva de los gatos y éstas pasan a su pelaje cuando se asea.

Los síntomas que revelan una alergia producida por los pelos de animales se concretan en múltiples reacciones cutáneas: estornudos, obstrucción nasal, lacrimeo, urticaria...

Terapia

El método terapéutico más seguro para combatir una alergia ocasionada por los pelos de animales consiste en la «carencia», es decir, en evitar todo contacto con la especie animal problemática. Pero antes de adoptar una medida tan rigurosa, es necesario recabar del médico el diagnóstico correspondiente. Si la predisposición alérgica de la persona se conoce de ante-

CONSEJOS PARA LAS PERSONAS ALÉRGICAS A LOS PELOS DE LOS ANIMALES

• Si en su vivienda hay niños de pecho o muy pequeños, no debería tener animales, sobre todo si en la familia ha habido casos de alérgicos, asmáticos o que han padecido neurodermatitis.

• En caso de que aparezca una reacción alérgica de relativa intensidad a los pelos de perros o de gatos, la sintomatología puede mejorar muchas veces si los animales se lavan periódicamente o se les frota con paños húmedos.

• Si aparecen ciertos trastornos, es conveniente que la persona afectada se someta a una prueba alérgica e informe al médico de los animales domésticos que posee.

• En caso de que exista una alergia a los perros es posible, por ejemplo, comprobar si realmente es el animal propio el causante de la reacción alérgica o lo es el contacto con otra raza canina que tengan sus amigos. En caso de constatarse esta opción, podrá evitarse la separación entre el perro y su dueño.

• Si a pesar de su propensión alérgica el propietario de un animal decide conservarlo, debería reservar algunas habitaciones para su uso personal (por ejemplo, el dormitorio) y denegar el acceso a su leal compañero a esa zona de la vivienda. Por otra parte, debería limpiar periódicamente y en profundidad toda la casa.

• Debe tenerse en cuenta que las reacciones alérgicas no sólo las producen los animales vivos, sino también aquellos otros que se conservan disecados por un taxidermista. También deben evitarse por completo los vestidos confeccionados con pelos de animales; por ejemplo, los abrigos de pieles o de pelo de camello, los colchones de crin de caballo, las alfombras de pieles de animales, las mantas de piel de camello y todo aquello que se asemeje.

mano, la mejor profilaxis consiste entonces en no regalarle un animal de pelo o pluma, sobre todo si el afectado tiene corta edad. Si el animal ya convive en la casa, deberá plantearse la dolorosa separación. No obstante, en la práctica nos preguntamos, con cierta frecuencia, si no sería posible comprobar previamente la reacción alérgica -o no- del niño ante esta eventualidad. En realidad, esta pregunta no tiene respuesta, pues para hacer esta comprobación, el niño ha de ser sometido a una sensibilización frente al animal imposible de realizar.

Si por causas de fuerza mayor la carencia fuera imposible de realizar (por ejemplo, en el caso de que la persona afectada fuera agricultor, ganadero o criador de animales), se podría recurrir a la hiposensibilización. Ahora bien, semejante medida no deja de tener sus complicaciones y ha de efectuarse cuidadosamente; es más, en muchos casos se recomienda que la fase inicial se realice en un hospital. Lo cierto es que este método terapéutico se está aplicando cada vez más cuando se trata, sobre todo, de alergias causadas por pelo de gato. Esto se justifica por sí mismo, ya que en la actualidad es casi imposible no tener alguna vez contacto con uno de los numerosos propietarios de gatos que nos rodean.

Las plumas de los pájaros también contienen alergenos. Si se observa a un periquito en su jaula, éste parece hinchar sus plumas cuando el sol penetra por la ventana, e inmediatamente se constata la gran potencia alergena que poseen sus plumas.

Pero mucho más potencial alergeno que las plumas lo tienen los excrementos de los pájaros que, una vez secos, se transforman en polvo que puede ser inhalado a través de las vías respiratorias. El cuadro clínico resultante es el típico del «pulmón de granjero» y «pulmón de criador de aves», originados por una alergia al heno enmohecido y a los excrementos de las aves respectivamente. Se manifiestan mediante una inflamación de los alvéolos pulmonares y una sintomatología típica: disnea respiratoria, con tos y fiebre. En este último caso, el contacto directo con pájaros u otros animales ha de ser inmediatamente interrumpido.

Pero sigue sin respuesta aún la pregunta de: «¿a qué se debe el efecto desencadenante de alergias de los almohadones y colchones de pluma?». Cabe la posibilidad de que en estas reacciones intervengan ácaros y hongos micromicetes que anidan en los cojines y almohadas, quizá más culpables de las alergias que las propias plumas.

En todo caso, merece la pena intentar sustituir durante un par de semanas los colchones y almohadones de pluma, utilizando en su lugar un material de relleno distinto. Medidas de este tipo consiguen muchas veces aliviar o reducir la sintomatología alérgica. También conviene advertir a los amantes de los peces de acuario que se conocen casos de alergia atribuibles, en todas las ocasiones, al pienso seco que se emplea para la alimentación de los peces.

De producirse esta eventualidad, el propietario de los peces debería optar por la compra de otra clase de pienso o abandonar por completo las peceras con sus peces de colores.

Hay que decir con toda claridad que prescindir de un animal doméstico, al que el ser humano ha entregado muchas veces todo su cariño, equivale a separarse de un compañero para toda la vida.

Los niños aman profundamente a los animales y dentro de las familias desunidas o mal avenidas, el perro, el periquito, o el gato que ha entrado en la casa, puede convertirse para ellos en su único «compañero» con el que poder hablar y jugar.

Recientemente también se ha escrito mucho sobre los efectos benéficos que sobre la salud de los niños ejercen los animales domésticos. Todo ello hace pensar que deberían sopesarse seriamente los beneficios que los animales pueden aportar a las personas adultas y a los niños, por un lado, y los daños y trastornos alérgicos que, por otro, podrían ocasionarles; pero sin olvidar nunca el daño moral que se le produce al niño si se le separa de su animal preferido.

Pero quien decida prescindir de un animal en casa, debería saber que los efectos positivos de esta medida sólo empezarán a notarse después de haber transcurrido algunos meses. Así se estima que los alergenos de los gatos permanecen en el aire que se respira durante unas 32 semanas. La mejora de las condiciones ambientales quizá pueda conseguirse efectuando una limpieza muy meticulosa de las habitaciones, una vez se haya «suprimido» el animal y ya no esté en casa.

Alergia a los hongos micromicetes (moho)

Muchas personas tienen el convencimiento de que las alergias ocasionadas por el moho se deben a alimentos descompuestos, o a las manchas de moho que surgen en las paredes.

Sin embargo, es necesario considerar otros muchos factores. Los hongos micromicetes son organismos pequeñísimos, microscópicos, que aparecen en gran número. Las esporas de los hongos, e incluso a veces los fragmentos del propio hongo, pueden desencadenar reacciones alérgicas tan pronto son inhaladas por las vías respiratorias.

Según informes de la Oficina Central para el Cultivo de Mohos, ubicada en Baan (Holanda), existen unas 100 000 especies diferentes de hongos micromicetes, incluyendo tanto las setas de los bosques como el moho que se forma en el pan. Sin embargo, desde un punto de vista clínico, sólo son interesantes e importantes unas 30 especies, aproximadamente.

La concentración elevada de esporas en el aire se produce, sobre todo, durante los meses de clima húmedo y frecuentes cambios meteorológicos, cuando las esporas son luego transportadas por el viento. Típicas fuentes de moho son las paredes húmedas, las zonas de condensación detrás del papel pintado de las habitaciones, los textiles, encofrados de madera y azulejos. Pero también los aparatos de aire acondicionado, los humidificadores de aire, los colchones y los muebles tapizados y acolchados son fuentes muy propicias para el desarrollo del moho. En la naturaleza se puede encontrar bajo los montones de hojarasca, en el estiércol y sobre la corteza de los troncos de leña apilados.

Los defectos de construcción pueden propiciar la aparición de hongos en las viviendas.

Los síntomas de enfermedad producidos por las esporas del hongo micromicetes hacen aparición tanto de forma estacional como durante todo el año. Se presentan, sobre todo, con la sintomatología de disneas respiratorias, obstrucciones nasales, escozor en los ojos, migrañas y articulaciones inflamadas.

En los espacios interiores de las viviendas, las esporas aparecen también debido a las deficiencias en la construcción. No obstante, en algunas casas nuevas los daños originados por la humedad suelen pasar inadvertidos durante algún tiempo.

Precisamente los puntos más fríos de las habitaciones dotadas de aislantes para ahorrar energía no se encuentran como antes junto a las ventanas, sino en las paredes, detrás del empapelado, y en los armarios empotrados. En estos lugares puede acumularse la humedad, iniciándose el proceso de reproducción del moho. La falta de ventilación y la condensación de la humedad colaboran también a dicha formación, ya que crean la humedad necesaria y temperatura ambiental imprescindibles para el inevitable crecimiento de los hongos.

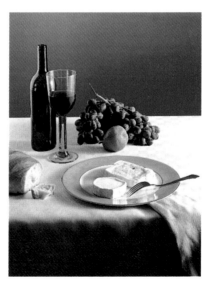

Para muchos alérgicos el vino tinto, las uvas y el queso pueden ser productos un tanto peligrosos.

Eliminar el moho de los elementos de construcción resulta una tarea bastante complicada. Por regla general, el empapelado, enyesado y las juntas han de estar extremadamente limpias. Los aparatos de aire acondicionado se convierten, si sus filtros no son debidamente verificados y renovados cuando les corresponda, en el mejor caldo de cultivo para estos hongos micromicetes. Al reproducirse, los hongos cubren completamente los filtros hasta atravesar cualquier material filtrante, de forma que las proteínas del moho -el alergeno propiamente dicho- llega finalmente a concentrarse en el aire ambiental que se respira.

Terapia

La existencia de esporas en el espacio ambiental puede controlarse a través de las pruebas de polvo, por ejemplo, de materiales textiles. La concentración de esporas en el aire exterior y, por consiguiente también del interior, está sujeta a las variaciones estacionales. Para poder juzgar objetivamente la presencia de esporas en el espacio interior es preciso poder realizar una medición comparativa con el aire exterior.

Lamentablemente, para las personas alérgicas al moho difícilmente pueden «evitar» su alergeno.

Hongos micromicetes en los alimentos

Determinados hongos presentes en los alimentos tienen la particularidad de incrementar la alergia al moho en personas ya alérgicas. Entre tales comestibles figuran los quesos fermentados estilo Roquefort, algunos zumos de frutas y determinadas clases de bebidas alcohólicas, vinagre, repollo, tomates, bayas silvestres o manzanas.

Un Diario de alergia puede dar valiosas indicaciones al médico en el tratamiento de nuestra alergia.

La ingestión de productos alimenticios, aunque sólo estén afectados superficialmente por el moho, puede desencadenar trastornos alérgicos en determinados casos; por ejemplo, si ciertos alimentos (vinos, zumos, vinagre de frutas) sólo se fabrican una vez la fruta ha sido «transformada» por el hongo micromicetes. Las sustancias desencadenantes de la alergia, ahora invisibles, pasan hacia el líquido prensado a través de los filtros esterilizados.

Muchas veces resulta sumamente difícil averiguar la relación existente entre un trastorno alérgico determinado y el alimento que lo ha producido, y ello acontece porque las molestias, dependiendo del alimento atacado por el moho, pueden aparecer inmediatamente o después de transcurrido cierto tiempo de haber ingerido el alimento. En este caso es recomendable escribir en el Diario de la alergia qué es lo que se ha comido, cómo soporta el cuerpo determinados alimentos y si se pro-

CONSEJOS PARA ALÉRGICOS AL MOHO

• Mantenga una limpieza y saneamiento adecuado en su casa, ventilando frecuente y suficientemente todas las estancias. Sin embargo, tenga en cuenta que la humedad atmosférica relativa no debe superar jamás el 60%.

• Evite los encofrados de madera en las estancias con mayor humedad, como el cuarto de baño y sanitarios; procure no empapelar las paredes con materiales que contengan un elevado índice de materiales celulósicos.

• Observe siempre si se forman puntos de moho detrás de armarios, azulejos y encimeras de madera.

• Evite tener plantas en el dormitorio o en las zonas de descanso.

• Aunque el ambiente excesivamente seco producido por la calefacción resulta sumamente lesivo para las mucosas, prescinda de los humidificadores de aire colocados sobre los radiadores de la calefacción.

• Mantenga su cocina limpia y libre de cualquier desperdicio; conserve siempre las frutas y las hortalizas en el frigorífico.

• Procure que su frigorífico esté siempre perfectamente limpio.

• Tenga precaución durante la ingestión de productos alimenticios, sobre todo si sospecha que han sido atacados por el hongo micromicetes. Deseche todo el alimento y no trate de aprovechar una parte del mismo retirando la parte atacada por el moho.

• Prescinda en su dieta de los quesos fermentados, así como del vino, la cerveza, los zumos de fruta, el vinagre y otros productos similares.

• Si trabaja el jardín, procure evitar el contacto prolongado con partes vegetales marchitas o muertas, o con el estiércol.

• Tome precauciones al abrir envases que contengan productos biológicos, o fitosanitarios. Si se le presenta algún problema, utilice inmediatamente una mascarilla que le proteja la boca y la nariz.

Cuerpo y salud

Las alergias

ducen alergias. Este Diario debería recoger la sintomatología específica de cada ataque, durante un período mínimo de tiempo de dos semanas.

A efectos de diagnóstico, ha demostrado su eficacia la inclusión, aunque sea pasajeramente, de un período de tiempo sin ingerir ningún tipo de frutas, de hortalizas o de verduras en la alimentación cotidiana. En las personas alérgicas al moho acostumbra a registrarse una patente mejoría de su estado, o como mínimo un cierto alivio de los síntomas existentes.

Si el paciente retorna posteriormente a su alimentación normal, experimentará con cierta frecuencia la repetición de los trastornos originales. Basándose entonces en las dietas experimentadas previamente, podrá eliminar de ella todo aquello que resulta perjudicial para la persona afectada de alergia.

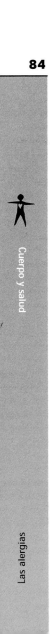

Alergias por contacto

El mayor órgano sensorial que posee el cuerpo humano es su piel; además es la «superficie fronteriza» que separa el cuerpo del mundo exterior.

Lamentablemente, este hecho la convierte en muy vulnerable a los ataques e influencias nocivas procedentes del exterior. El contacto directo de la piel con algunos materiales, sustancias o vegetales puede, sobre todo en personas especialmente sensibilizadas, afectarla gravemente y provocar reacciones que, en ciertos casos, son realmente exasperantes.

Para la persona afectada, esta situación es sumamente desagradable y penosa debido a que la piel, como ningún otro órgano, conforma la «imagen» del aspecto externo que se tiene como ideal de belleza. Una piel sana y lisa proporciona la sensación de ser «atractivos». Por el contrario, las alteraciones enfermizas de la piel suelen ser molestas y desagradables para las personas que las padecen, sobre todo si aparecen en lugares del organismo de difícil camuflaje o que no se pueden ocultar. Sin embargo, el hecho de que las enfermedades cutáneas sean tan «ostensibles», no deja de ser una gran ventaja para el afectado. Sus dolencias le conducirán mucho antes hasta la consulta del médico, donde éste le indicará toda una serie de posibilidades carenciales y terapéuticas.

El eccema, de variadas manifestaciones, es la enfermedad cutánea más frecuente entre nosotros. Se trata de una afección

Cuerpo y salud

Las alergias

DESENCADENANTES DE LAS ALERGIAS DE CONTACTO

- Agentes activos de algunos cosméticos (conservantes, emulgentes, colorantes y aromatizantes, lanolinas).
- Manufacturas textiles (sobre todo, los tintes empleados, restos de detergentes y sustancias similares).
- Productos de limpieza y detergentes (blanqueadores, enzimas, aromatizantes).
- Artículos de peluquería para permanentes y teñido de cabellos.
- Níquel, cromo, cobalto y otros metales.
- Artículos de goma que emplean el látex en su elaboración (por ejemplo, guantes, globos infantiles, gomas de borrar y preservativos).
- Plantas (primaveras, compuestas).
- Medicamentos.
- Conservantes (formalina, kathon CG formaldehido).
- Colorantes (anilinas, colorantes azoicos).
- Aromatizantes (fármacos, alimentación, cosméticos).
- Prótesis dentales y material utilizado para empastes (determinadas sustancias de amalgamas como níquel o paladio).

inflamatoria de la piel, extraordinariamente frecuente y que tiene su origen en causas diversas. Puede tratarse de una reacción aguda o crónica de la piel, que aparece después de un contacto y vuelve a desaparecer con la carencia. Sus síntomas principales son: prurito -en ocasiones muy intenso-, sensación de quemazón y alteraciones de la piel, como enrojecimiento, hinchazón, formación de ampollas y costras, exudación, eccemas; todo ello dependiendo siempre de la virulencia de la enfermedad.

El desgaste de la piel, así como su sequedad, pueden favorecer el desarrollo de un eccema. La parte externa de la piel o epidermis sufre agresiones, reduciendo de esta forma su función protectora; entonces, las sustancias externas provocadoras de alergias pueden atacar la dermis y penetrar incluso en zonas más profundas.

El eccema suele aparecer transcurridos unos dos o tres días, raras veces a partir del cuarto día o más. En este último caso, el reconocimiento alérgico resulta algo más dificultoso. Una parte de los alergenos de contacto, que pueden producir eccemas dispersos e incluso urticaria, suelen encontrarse lejos del lugar en que se ha producido la alergia, algo fácilmente demostrable con la prueba epicutánea. Téngase presente que tanto los eccemas de contacto, como una parte de las alergias ocasionadas por motivos profesionales, han sido reconocidas como enfermedades profesionales o laborales.

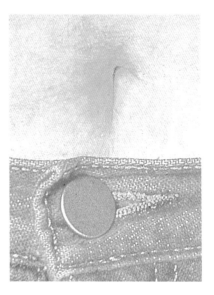

Los botones metálicos de los pantalones vaqueros suelen provocar frecuentemente reacciones alérgicas, que originan un eccema de contacto típico.

El número exacto de sustancias capaces de desencadenar una dermatitis por contacto es imposible de precisar, pero la forma de producirse el eccema alérgico es siempre idéntica.

Diagnóstico

La prueba epicutánea consiste en poner en contacto los alergenos con la piel. Para ello se utilizan unas tiritas especiales que, por regla general, se adhieren a la espalda. Los resultados se conocen transcurridas de 24 a 48 horas, a veces incluso a las 72 horas, siempre y cuando el paciente tolere el parche. No obstante, puede suceder a veces que el paciente no lo soporte y que le provoque unos eccemas dolorosos.

Al colocar la sustancia objeto de estudio, puede decirse que el desarrollo del eccema queda un tanto relegado. La interpretación del resultado plantea a veces considerables dificultades y debería hacerla un médico especialista. Desde el punto de vista interno la prueba epicutánea es un instrumento de reconocimiento muy poco fiable, ya que el resultado obtenido con determinadas sustancias, como por ejemplo el sulfato de níquel es inexacto aproximadamente en un 50% y además sus datos no coinciden con los que refiere la anamnesis.

Terapia

La forma más efectiva del tratamiento es la carencia, es decir, la evitación o ausencia del alergeno. La curación del eccema se completa con la aplicación de pomadas y cremas que, en ciertos casos, contribuirán también a que sea más rápida.

Cuerpo y salud

Las alergias

En casos más difíciles deberá realizarse una terapia local con corticoides. Toda persona que padezca eccemas debería cuidar su piel con el máximo esmero, sobre todo cuando no padezca de la enfermedad; para ello debe utilizar, por ejemplo, productos engrasantes (baños de aceite).

Observación: no deben sobrevalorarse las indicaciones que figuran en las cajas y envases de muchos cosméticos y de productos naturales: «controlado dermatológica y alergológicamente», ya que esta indicación no dice nada sobre cuál ha sido el resultado de la investigación.

Alergia al látex

Las alergias al látex representan un problema en constante aumento. Es sobre todo en el campo de la medicina donde cada vez se trabaja más con guantes de goma, ateniéndose al marco de la profilaxis de las enfermedades contagiosas (como el SIDA). A ello se debe que el consumo de guantes de látex en los hospitales se haya incrementado en un 500% entre los años 1995 y 1998. Así las alergias provocadas por el látex han dejado de ser una excepción, registrándose actualmente reacciones instantáneas y directas después del contacto con este material. Esta alergia está evolucionando de tal forma que lleva camino de convertirse en un verdadero problema sanitario.

La alergia al látex afecta en muchos casos a aquellas personas que, por motivos profesionales, han de utilizar siempre unos guantes de goma.

La sensibilización al látex se produce como reacción a las proteínas que contiene. En el caso de los guantes, la sensibilización aparece fácilmente debido al roce directo y estrecho entre la piel de las manos y el látex. La sensibilización se ve además favorecida por la sudoración y la humedad de las manos. El síntoma más frecuente de esta alergia al látex es la urticaria por contacto, una reacción pruriginosa de la piel.

La reacción puede desencadenar la formación de habones y prurito, siendo posible incluso que aparezcan otros síntomas, reflejos estornutatorios, enrojecimiento de los ojos y disnea respiratoria. La sola estancia en un hospital o en una consulta puede ocasionar a las personas alérgicas graves síntomas. Los desencadenantes de estas reacciones que se dan en estancias dedicadas al reconocimiento médico no son sólo debidas al látex, sino también a los polvos de talco utilizados para los guantes, que contienen proteína de látex; algunas partículas permanecen en suspensión en el aire, mientras el médico se pone o quita los guantes, provocando así los síntomas alérgicos.

Las clínicas dermatológicas calculan entre un 4 y un 14% el número de pacientes alérgicos al látex. Las mujeres enferman

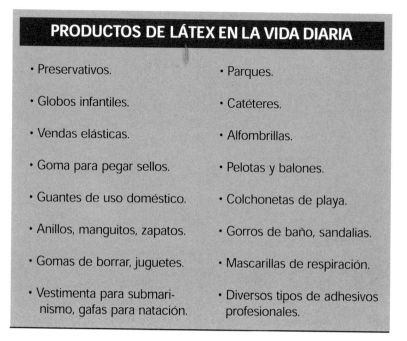

PRODUCTOS DE LÁTEX EN LA VIDA DIARIA

- Preservativos.
- Globos infantiles.
- Vendas elásticas.
- Goma para pegar sellos.
- Guantes de uso doméstico.
- Anillos, manguitos, zapatos.
- Gomas de borrar, juguetes.
- Vestimenta para submarinismo, gafas para natación.

- Parques.
- Catéteres.
- Alfombrillas.
- Pelotas y balones.
- Colchonetas de playa.
- Gorros de baño, sandalias.
- Mascarillas de respiración.
- Diversos tipos de adhesivos profesionales.

con más frecuencia, sobre todo las amas de casa y aquéllas que trabajan en profesiones sanitarias. El peligro de contraer esta alergia se incrementa considerablemente en aquellas personas que sudan mucho.

Terapia

En muchos casos, los guantes de látex pueden sustituirse por guantes de PVC. Pero lamentablemente esta medida supone a veces la petición de traslado de lugar de trabajo, en especial de enfermeras que cambian, por ejemplo, su puesto en centros de asistencia sanitaria por otro de tipo administrativo.

La única protección realmente eficaz contra la alergia al látex es la carencia, es decir, evitar el contacto con este material. Para la persona alérgica esto significa evitar también otros productos, como los «elastómeros», el «caucho natural», las «resinas sintéticas», en las que se suele mezclar algo de látex. Así

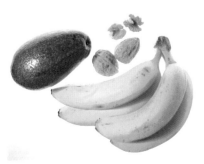

¡Atención a las alergias cruzadas! Algunos alérgicos al látex reaccionan también frente a los plátanos, aguacates y nueces.

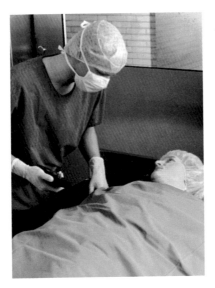

Un peligro frecuentemente menospreciado es el de tratar a los pacientes alérgicos al látex, en casos de emergencia, con los habituales guantes de goma. Como en cualquier momento pueden surgir reacciones alérgicas masivas, procure llevar siempre consigo el «pasaporte de alergias» o una plaquita informativa.

sucede, por ejemplo, en los talleres de reparación de coches, tiendas de venta de bicicletas, almacenes de neumáticos o en los lugares de reparación de calzado.

Para fabricar determinados artículos, por ejemplo, preservativos, se han desarrollado otros productos alternativos que han sustituido completa y satisfactoriamente al látex.

Los guantes de goma, como ya se ha mencionado, se utilizan cada vez más en hospitales y clínicas para el tratamiento de pacientes con SIDA y otras enfermedades contagiosas. Pero todo el personal médico y sanitario que potencialmente los pueda usar ha de estar debidamente informado del peligro existente de desarrollar una alergia. Las personas con predisposición a padecer alergias deberían llevar constantemente su «pasaporte de alergias» (o la correspondiente plaquita sujeta a la muñeca o el cuello).

Como la carencia total es difícil de conseguir, debido a la laguna legal existente que no hace necesaria la indicación de los componentes de la mayoría de los objetos y aparatos, son ya muchos los médicos que obligan al personal que está a su cargo -y que es sensible al látex- a llevar consigo el «pasaporte de alergias» y un botiquín personal de urgencias. Este botiquín suele contener, normalmente, un corticoide, un antihistamínico y varias dosis de adrenalina.

El desarrollo aún muy reciente en las investigaciones de las alergias ha desvelado -hace poco tiempo- la alergenidad cruzada que existe entre el látex y ciertos productos alimentarios, así como con algunos tipos de plantas.

Eccemas por contacto con cosméticos

Los productos para el cuidado de la piel, cosméticos y productos de higiene cutánea, -también la pasta dentífrica-, pueden provocar algunas reacciones alérgicas. Los desencadenantes pueden ser en este caso múltiples y muy diversos, sumamente difíciles de detectar tanto por el médico como por la propia persona afectada. Un grupo principal de alergenos está representado por los agentes aromatizantes empleados para elaborar estos productos; después del níquel ocupan el segundo lugar en la lista de los alergenos de contacto.

Los productos cosméticos, a pesar de estar probados dermatológicamente, son los causantes de un gran número de alergias.

En lo referente a los cosméticos, la publicidad ofrece poquísimas ayudas al consumidor. Son cada vez más las empresas que presentan productos cosméticos con llamativos lemas,

DESENCADENANTES DE UNA ALERGIA POR CONTACTO CON PRODUCTOS COSMÉTICOS

Entre las sustancias causantes de una alergia figuran, por ejemplo, los emulgentes y las sustancias conservantes, como metildibromoglutaronitrilo (su nombre comercial es *Euxyl K 400-Parabene*), formaldehido, éster HB y cloracetamida.

En las recetas cosméticas basadas en emulsiones de agua-aceite, suelen utilizarse muy pocos conservantes. Por el contrario, son muy frecuentes en las cremas sobre la base aceite-agua.

Los aromatizantes desempeñan un importante papel como productos desencadenantes de alergias; así por ejemplo, el aldehído de canela o el aroma agárico. Forman parte de los componentes de la sustancia de verificación alergológica: «mezcla de aromas», que el médico utiliza para efectuar las pruebas alergénicas correspondientes a los aromatizantes. Estos productos, empleados por el médico para efectuar las pruebas, contienen aldehído de canela, alcohol de canela, alcohol de amilo de canela, geraniol, hidróxido de citronella y extracto de musgo de encina.

Para realizar la prueba se emplea también frecuentemente el bálsamo del Perú. Este compuesto balsámico es un producto natural que contiene multitud de sustancias diferentes. Tiene, además aplicación en la producción de medicamentos -sobre todo para aplicaciones externas, como uso tópico- e incluso como aromatizante en la industria alimentaria.

El bálsamo del Perú es conocido desde antiguo como desencadenante de alergias, utilizándose en la actualidad sólo para elaborar productos cosméticos.

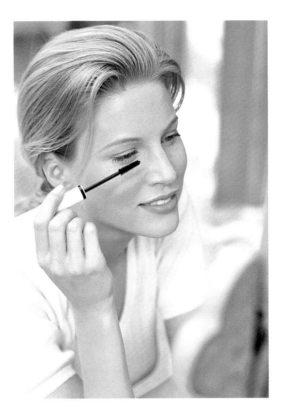

Incluso los productos cosméticos «no alérgicos» pueden contener sustancias desencadenantes de alergias.

como «hipoalergénico» y «comprobado alergénicamente». De este modo se han llegado a comercializar series completas de productos cosméticos que el «manto» publicitario se ha encargado de adornar con tales denominaciones. Incluso para algunas empresas productoras de tales artículos, hasta hace poco tiempo era válido el consenso de que cualquier cosmético podía producir una reacción alérgica a una u otra persona en un momento determinado. Para la persona alérgica, la actual situación significa que no puede ni debe confiar despreocupadamente en palabras como «hipoalergénico». Incluso las sustancias que componen el producto, tildadas también de «hipoalergénicas», pueden causar perfectamente una alergia. Por este motivo, la persona alérgica debe estudiar exactamente la composición y las sustancias que intervienen en el producto. Tanto conservantes como aromatizantes, colorantes, antioxidantes y otras sustancias potencialmente alergíferas pueden emplearse como materia prima en los productos cosméticos «comprobados alérgicamente».

Otro problema añadido consiste en que, para un mismo alergeno, el lenguaje cosmético utiliza denominaciones distintas a las utilizadas en el lenguaje médico, y por ello en la composición de los productos cosméticos se reseñan nombres distintos que los registrados en el «pasaporte de la alergia», a pesar de tratarse exactamente de un mismo producto.

Si en la zona bucal aparecen de repente unos granillos que escuecen, así como grietas en las comisuras de los labios, son síntomas inequívocos que indican la existencia de una alergia a ciertas sustancias contenidas en la pasta dentífrica.

En los dentífricos intervienen generalmente las siguientes sustancias alergénicas:

- Eugenol (aromatizante extraído del clavo).
- Carvon (aromatizante obtenido de la hierbabuena).
- Aldehído de canela (aromatizante, por ejemplo, de la goma de mascar).

En realidad, la carencia es la única medida preventiva realmente eficaz en caso de presentarse una alergia a las sustancias contenidas en los cosméticos. Las personas afectadas deberían utilizar nuevamente productos perfumados.

Cosmética infantil

Una evolución muy dudosa en la industria de los cosméticos, aunque también en el comportamiento de los consumidores, corresponde a las actuales tendencias de la cosmética infantil.

En la decisión que los padres adoptan al adquirir un perfume infantil deberían tener muy presente que la piel infantil es una vez y media más fina que la de los adultos, y que, por consiguiente, reacciona más intensamente. Los dermatólogos conocen perfectamente este problema después de las pruebas de contacto realizadas en niños sensibilizados.

Tan pronto como los niños entran en contacto con conservantes, por ejemplo en cosméticos para el cuidado de la piel y cabellos, reaccionan muchas veces de forma alérgica, especialmente en forma de eccemas en las correspondientes zonas epidérmicas. Y lo mismo puede afirmarse de los productos intensamente perfumados, ya que muchas veces contienen aromatizantes alergénicos.

Ello no significa, ni mucho menos, que todos los productos cosméticos tengan que ser idénticos. Pero cuando se utilizan productos de aseo personal es obligado diferenciar entre aquéllos que luego permanecen sobre la piel, o aquéllos otros que se eliminan fácilmente con el agua del baño o de la ducha. Los productos como champús o jabones líquidos, que luego se eliminan enjuagándose sólo con agua, no desempeñan -desde un punto de vista alergológico- ningún papel. Más críticos son los preparados para el baño, a los que la piel se expone durante más tiempo pudiendo, por este motivo, provocar virulentas reacciones alérgicas.

Por este motivo es importante, después del baño, eliminar completamente estos productos aclarándose bien bajo el chorro de la ducha. Para los niños son también problemáticos los cosméticos que permanecen durante mucho tiempo sobre la piel como, por ejemplo, las leches hidratantes, cremas, perfumes y lociones.

Los padres han de tener en cuenta que la piel infantil entra precisamente por primera vez en contacto con unas sustancias que le son completamente extrañas. Los pediatras saben bien el creciente riesgo alérgico entre los niños, como consecuencia del gran número de sustancias con las que establecen contacto los pequeños propensos a las alergias. Esto mismo es válido para los niños de familias con antecedentes alérgicos, o para los niños que ya han padecido una neurodermatitis.

La piel infantil es muy sensible. Por este motivo, los padres deberían ser sumamente cuidadosos en el momento de la elección de los productos cosméticos para el niño y evitar un contacto demasiado prolongado con los mismos.

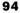

Alergias por contacto con plantas

Mientras que el gran peligro que representan los pelos de animales para las personas alérgicas es conocido, aún hoy en día el potencial de las plantas se sigue considerando inofensivo. Y éste se debe tener en consideración, porque para un reducido número de alérgicos, la planta de interior que adorna la repisa de la ventana debería ser de «mírame y no me toques».

En toda Europa existen unas 200 plantas sospechosas de provocar, por simple contacto, un eccema de tipo alérgico. A ellas pertenecen muchas plantas ornamentales y medicinales. En primer lugar ha de citarse la *primina* que poseen las primaveras (o prímulas). Pero también los crisantemos o los tulipanes, son fuentes potenciales de alergenos que pueden provocar dermatitis por contacto. Otras plantas que deben citarse en este contexto son: la milenrama (o aquilea), la manzanilla (o camomila), el árnica y las gramíneas en general.

El lema «Retornemos a la naturaleza» propicia un contacto más intenso con plantas y extractos vegetales en la cosmética, alimentación y en los productos de limpieza. Pero no se presta la debida atención al hecho de que determinadas plantas son tóxicas y que, como mínimo, pueden provocar reacciones de tipo alérgico muy virulentas; tampoco debe olvidarse que muchos extractos de plantas se encuentran en las pastas dentífricas, aguas para enjuagar la boca (colutorios), champús, jabones líquidos para el baño, aceites para masajes, cremas faciales, lociones y jabones.

Deben tenerse asimismo presentes aquellas especies vegetales empleadas en la elaboración de productos alimentarios y farmacéuticos.

Las alergias a las plantas aparecen por motivos profesionales en floristas, jardineros, campesinos, farmacéuticos, vendedores de verduras y hortalizas, así como en aquellas personas que trabajan en laboratorios farmacéuticos.

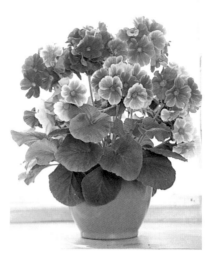

La *primina* que contienen las primaveras o prímulas es causa frecuente de alergias.

Alergias por contacto con productos textiles

Determinados componentes de la vestimenta, como por ejemplo productos de fijación, aprestos, tintes, restos de detergentes u otros productos químicos en general, pueden producir reacciones cutáneas en aquellas personas predispuestas o que se hallan especialmente sensibilizadas. Estas reacciones cutá-

El níquel, componente de la bisutería de fantasía y de las monturas de las gafas, desencadena alergias de contacto tanto en hombres como en mujeres.

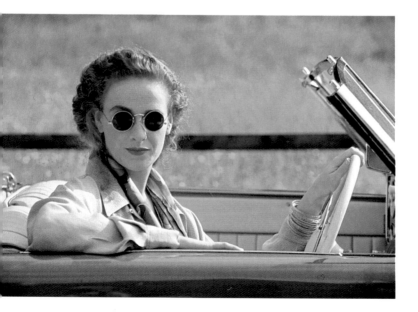

neas no han de ser forzosamente de tipo alérgico. Pero existen auténticas alergias debidas a los productos textiles; la ropa de moda ha causado en los últimos años problemas a muchas personas alérgicas.

Tanto la ropa de vestir como los complementos textiles son fuentes habituales de alergias.

Los factores desencadenantes suelen ser casi siempre los tintes, que permanecen en estrecho contacto con la piel, así como las fibras sintéticas especiales producidas para crear el denominado efecto «*stretch*». A esto debe añadirse el empleo de productos muy baratos para fijar los colores, de una calidad muy deficiente, y lo que significa que pueden llegar a desteñir.

Las reacciones cutáneas se manifiestan entonces mediante escozor intenso, enrojecimiento de la piel y/o formación de habones. Una medida importante que debe adoptarse en relación con las prendas de ropa nueva consiste en lavarlas a conciencia un par de veces antes de estrenarlas.

Alergia al níquel

La alergia al níquel se desencadena al tocar este metal, por lo que se debe tener siempre en cuenta que todo contacto de la piel con el níquel puede provocar síntomas alérgicos. De existir la pertinente sensibilización en la persona, incluso el níquel ingerido con los alimentos puede producir muchísimos trastornos. Las sales y óxidos de níquel, así como el níquel metálico, pueden actuar como alergenos una vez se encuentran dentro del organismo humano. Este metal tóxico actúa sobre las vías respiratorias, y puede dar lugar a dermatosis por sensibilización de la piel a este metal.

Durante la primera fase de la enfermedad aparecen eccemas, pero únicamente en los lugares donde se ha producido el contacto directo con los compuestos que contengan níquel (como, por ejemplo, ciertos artículos de bisutería y joyería de acero inoxidable). Simultáneamente, también puede aparecer

FUENTES DE NÍQUEL MÁS FRECUENTES EN LA VIDA COTIDIANA

• Alimentación.
• Monturas para gafas.
• Adornos y joyas de bisutería.
• Implantes médicos y ortopédicos.
• Prótesis dentales (níquel en los empastes).

como variante un eccema disperso por todo el cuerpo, que forma a veces figuras aparentemente simétricas en las manos, los pies, el cuello, el pecho, los hombros, la espalda y en torno a la zona ocupada por el cuero cabelludo.

Respecto al camino que recorre el níquel durante su paso a través del organismo humano, existen varias teorías. Una de ellas afirma que los iones de níquel forman, unidos a proteínas propias del organismo, un complejo proteico de níquel que llega a los diferentes lugares del cuerpo transportados por los vasos

La presencia de níquel en muchos de los objetos que tocamos de manera habitual puede provocar, sin que reconozcamos claramente su origen, una alergia de contacto.

sanguíneos, produciendo una reacción alergénica que se expresa en diferentes niveles. Llama poderosamente la atención el hecho de que en determinadas zonas de la epidermis, anteriormente en contacto directo con los materiales que contenían níquel, como por ejemplo algunos tipos de bisutería moderna, surjan de repente eccemas perfectamente delimitados; en este caso se habla de reacciones *Flare-up*.

SÍNTOMAS ALÉRGICOS PRODUCIDOS POR EL NÍQUEL

- Migraña.

- Eccemas.

- Depresiones.

- Dolores abdominales.

- Síntomas inflamatorios.

- Concentración mental debilitada.

- Hinchazón de los ganglios linfáticos.

- Inflamación de las encías (gingivitis).

- Brotes intermitentes de agotamiento.

- Apetencia irresistible de algún alimento.

- Sensación febril sin subida de temperatura.

Investigaciones realizadas en Dinamarca afirman que el 10% de la población femenina y el 2% de la masculina, padecían alergia al níquel en 1984. Otros trabajos descubrieron valores entre el 10 y el 15%. Es probable que estas cifras no sean del todo exactas, por afectar únicamente a personas con reacciones cutáneas y, por tanto, visibles. De todos modos, no existe actualmente la menor duda de que la alergia al níquel se ha convertido en la sensibilización por contacto mejor determinada en los países industrializados.

La ingestión del níquel presente en muchos alimentos puede acarrear consecuencias muy graves para las personas alérgicas.

Además de las alergias al níquel por contacto externo, la ingestión del níquel que entra en la composición de los alimentos puede producir síntomas de suma gravedad.

Lamentablemente hemos de confesar que el níquel entra en la composición de todos aquellos productos o alimentos que nos agradan y que poseen un «excelente sabor»; así, algunos de estos temibles «causantes» de alergias son: el cacao, el chocolate, el té y el café, además de otros muchos. El níquel pertenece a los metales pesados que se encuentran en nuestro medio ambiente inmediato, y es un componente que se halla presente en la corteza terrestre superior. A nuestra cadena alimentaria llega a través de la vegetación, ya que el cultivo de hortalizas y verduras en suelos de elevado contenido en níquel aumenta su concentración en las plantas que allí crecen. Esta afirmación es especialmente válida para las hortalizas y verduras de hoja grande.

Sin embargo, debe tenerse presente que la virulencia de los trastornos no depende únicamente del contenido medible en níquel existente en los alimentos, sino más bien de la diferente capacidad individual de los afectados para absorber la cantidad de níquel ingerido.

MÁS CONSEJOS PARA LAS ALERGIAS AL NÍQUEL

Actualmente se sabe con seguridad que la predisposición a padecer una alergia es de origen hereditario. Si uno de los padres padece una alergia, la posibilidad de que sus descendientes sean alérgicos es del 20 al 40%. Si ambos padres son alérgicos, la probabilidad crece de un 40 a un 60%. Si además los progenitores padecen la misma alergia, por ejemplo una fiebre del heno, la posibilidad de que el niño padezca idénticos trastornos se eleva a un 80%.

Por este motivo, a efectos de la descendencia es importante conocer si en la familia han existido anteriores casos de alergia, para así poder adoptar a tiempo las medidas preventivas necesarias.

Los pacientes que, debido a los síntomas citados, se encuentran muy afectados y muestran indicios de una clara intoxicación, con frecuencia tienen que recurrir a la consulta del psiquiatra para que les ayude psicológicamente; pero esta visita se verá abocada al fracaso mientras el paciente siga incluyendo en su dieta aquellos alimentos que contengan ese alergeno.

Diagnóstico

Repetidamente se ha conseguido demostrar una sensibilización al níquel a través de la prueba RAST. Con todo, los resultados no son aún suficientemente fiables para incorporar estas investigaciones al diagnóstico alergológico. Un medio auxiliar muy valioso para el diagnóstico de la alergia al níquel es la «provocación oral». Para llevarla a cabo se disuelve un poco de sulfato de níquel en agua, que el paciente ha de beber. De existir

La prueba de «provocación oral» permite comprobar la reacción del paciente al níquel.

una sensibilización, en poco tiempo se producirán reacciones cutáneas (eccemas o urticaria), así como cansancio y/o una intensa migraña. La combinación de varias de estas posibilidades diagnósticas experimentales, deberá conducir mejoras en el diagnóstico de esta alergia durante los próximos años.

Alimentación pobre en níquel

Adquirir alimentos exentos de níquel no es posible, ni teórica ni prácticamente. De todos modos, terapéuticamente ha demostrado su eficacia reducir al máximo la ingestión de alimentos con alto contenido en níquel. La relación de alimentos que figura en la página 101, le ayudará en este sentido a la hora de seguir una alimentación correcta.

Para comprender mejor el significado de llevar una alimentación pobre en níquel, sirva de ejemplo el siguiente ejercicio aritmético: una persona que habitualmente toma seis tazas de café y que, plenamente consciente de sus actos, decide reducir el consumo a dos tazas; o el de aquélla otra que come diariamente dos tabletas de chocolate y decide, en el futuro, comerse dos pastillas al día en vez de dos tabletas. Así las cosas, la reducción de la cantidad de níquel ingerido es patente. Pero si esta persona desea comer de vez en cuando una tableta entera de chocolate, lo recomendable es que durante los dos días siguientes no pruebe el chocolate.

Los alérgicos que no han respetado las normas dietéticas impuestas, o no han sabido prescindir del café o del té aseguran que sus síntomas se han repetido de inmediato. También sucede si para preparar la comida se utilizan utensilios de acero inoxidable; no obstante, en el comercio especializado es posible encontrar material de cocina que no contenga níquel.

¿Esperanzas para el futuro?

Algunos países han aprobado normativas específicas para regular el uso y el consumo de níquel; por ejemplo, desde el 27 de junio de 1989, está vigente en Dinamarca una ordenanza que prohíbe la comercialización de productos elaborados que contengan níquel; asímismo, desde el 1 de juio de 1993, existe en Alemania una normativa que obliga a informar al consumidor del contenido en níquel de todos los utensilios domésticos y de uso cotidiano.

Algunas legislaciones europeas regulan el uso del níquel en la elaboración de determinados productos.

La diferencia entre ambas legislaciones estriba en que mientras la danesa prohíbe el níquel en los productos textiles y en los objetos de bisutería, la alemana lo que hace es establecer un valor límite, permitiendo un contenido mínimo de níquel. Pero ante este hecho ha de afirmarse con toda rotundidad que una sensibilización frente al níquel, con todas sus consecuencias, no depende siempre de un valor límite determinado, sino de la presencia o no de este metal, independientemente de la cantidad en que lo haga.

La reacción que puede desencadenar el níquel que entre en contacto con una persona alérgica, no guarda relación directa con la cantidad de níquel a la que se exponga, ya que ambas cosas no son proporcionales. Por esta razón, pequeñas dosis de níquel pueden causar grandes alteraciones, y es el motivo que permite asegurar que aquellas legislaciones que admiten «un contenido mínimo de níquel», realmente no están protegiendo a las personas alérgicas.

El tiempo será testigo de hasta qué punto tales normativas pueden contribuir a evitar, o como mínimo reducir, las sensibilizaciones frente a los alergenos, así como de las desagradables consecuencias que acarrean y de sus efectos inmediatos.

Autocomprobación

Para aquellas personas muy ocupadas que no dispongan de tiempo para consultar con el médico cada vez que adquieran un objeto, y tengan dudas de si pueda o no contener níquel que sea el «causante» de posibles reacciones alérgicas, existe una ayuda práctica que facilita la autocomprobación.

Con la ayuda de la prueba DMGO -un test especial para demostrar la presencia de níquel-, los consumidores podrán comprobar personalmente la presencia de níquel en los objetos que adquieran. Sobre el objeto de referencia se pasa un bastoncito con una torunda de algodón previamente humedecida en una solución especial para realizar la prueba: si el algodón adquiere una coloración rojiza, indica que se ha sobrepasado el valor límite de níquel autorizado.

PRODUCTOS PROHIBIDOS Y ADMITIDOS PARA LOS ALÉRGICOS AL NÍQUEL

Alimentos autorizados:
- Carne.
- Cebollas.
- Fruta fresca.
- Mermeladas.
- Vino, cerveza.
- Pescado (excepto los arenques).
- Verduras (excepto las leguminosas).
- Huevos, leche, mantequilla, queso (excepto Edamer).

Para cocinar puede hacerlo con:
- Utensilios de cocina de vidrio esmaltado, cristal o barro.

Alimentos de reducido consumo:
- Setas.
- Café, té.
- Cerezas.
- Polvos de levadura.
- Arroz descascarillado.

Alimentos prohibidos:
- Perejil.
- Cacao.
- Regaliz.
- Nueces.
- Veneras.
- Arenques.
- Chocolate.
- Queso Edam.
- Copos de avena.
- Harinas integrales, alforfón.
- Habas de soja, harina de soja.
- Lentejas, judías blancas, brécol.
- Productos precocinados, frutas y verduras en conserva.

Asimismo, debe evitar cocinar con:
- Fuentes, ollas y sartenes de acero inoxidable.

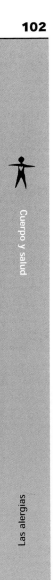

Cuerpo y salud

Las alergias

Alergias alimentarias

Entre un 5 y un 7% de la población padece algún tipo de enfermedad alérgica causada por la ingestión de alimentos, pudiéndose afirmar con rotundidad, que casi todas las personas pueden llegar a reaccionar alérgicamente al ingerir algún producto alimenticio determinado. Pero, desde el punto de vista de los inmunólogos constituye una incredulidad constatar que las personas no sean víctimas directas de su propia alimentación.

Las alergias debidas a los productos alimenticios, o a su intolerancia, se han convertido en un apasionante tema de discusión. En primer lugar, surgen las siguientes preguntas: ¿por qué se ha visto involucrada la humanidad en esta situación, que sin ser culpable directa de ella nos afecta a todos? Sucede que es imprevisible como la lluvia o el sol, ¿o ha contribuido con su granito de arena a crearla? En realidad, el consumidor no ha de hacerse la víctima propiciatoria ni desamparada de la industria alimentaria, es más, en su mano tiene el poder decisorio de intervenir e incluso de defenderse personalmente.

La situación acutal del llamado «mundo civilizado», hace inimaginable la sensación de auténtica hambre. Las tres comidas que normalmente se hacen al día, y otras intermedias -como por ejemplo la merienda-, impide que los comensales que se sientan a la mesa, abundantemente servida, lo hagan con el estómago realmente hambriento. Y toda comida apetitosamente preparada, y compartida quizá con buenos amigos, se convierte en un placer y una alegría.

El hermoso nuevo mundo de los alimentos

Para la gran mayoría de la población que padeció los efectos devastadores de la Segunda Guerra Mundial, comer un pollo o un pavo asado era un acontecimiento extraordinario que sólo era propio de los días de fiesta y grandes acontecimientos familiares. En la actualidad, y por un precio relativamente módico, es posible adquirir sin ningún problema todos los pollos asados que se quiera en el establecimiento más próximo dedicado a esta actividad.

Los alimentos pueden originar diferentes reacciones alérgicas debido a sus múltiples manipulaciones.

La Segunda Guerra Mundial trajo consigo el que millones de soldados tuviesen que ser alimentados a miles de kilómetros de distancia de sus bases. La compra de grandes cantidades de alimentos adquirió una envergadura hasta entonces desconocida, convirtiéndose incluso en un problema logístico decisivo para el desenlace de la guerra. En el bando estadounidense el problema fue resuelto favorablemente por los científicos, que dirigieron sus conocimientos genéticos y fisiológicos para incrementar considerablemente la producción de aves de carne, huevos y otros productos alimentarios.

De esta forma, de manera marginal, fue desarrollándose la moderna agricultura. Había sucumbido la actividad campesina tradicional, dependiente en gran medida de las estaciones del año para la siembra, siega y cosecha. Todo se planificaba siguiendo la estrategia industrial, y se llegaron a crear grandes centros de producción para la fabricación masiva de proteínas.

La crianza planificada e intensiva tenía por objeto obtener las cantidades necesarias de pavos, cerdos, patos, terneros, bueyes, incluso peces, deseables para mantener a la población: la oferta debía ajustarse en todo momento a la demanda del mer-

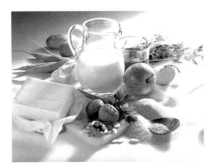

En principio, cualquier persona puede reaccionar alérgicamente a los alimentos. Pero «la palma» se la llevan la leche o los productos lácteos, la fruta, cereales, las nueces y la soja.

cado. Pero nuestras costumbres gastronómicas también han sufrido modificaciones; el comercio internacional y la moderna agricultura, cada vez más productiva -que produce mucho más de lo que necesita la población-, han creado una nueva generación de productos alimenticios que en realidad poco tienen en común con aquéllos que antiguamente formaban parte de nuestra «alimentación». Por los motivos más inimaginables, la

Las nuevas sustancias que se incorporan a los alimentos durante el proceso de elaboración, unido a la modificación de las costumbres alimentarias, han hecho que las alergias aumenten.

industria ha incorporado unas 2 000 sustancias nuevas a las comidas que componen nuestra dieta diaria.

La modificación de estas costumbres dietéticas, debida también al ingente incremento de la importación de productos extranjeros, determina la proliferación de alimentos y el que cada vez sean más numerosos y variados los alergenos con que nos encontremos.

Hace 20 años, las alergias a los kiwis constituían una auténtica rareza; en la actualidad, son cada vez más las personas que acuden a las consultas de los médicos con este problema.

LA SOJA: UNA LEGUMINOSA MÁGICA, PERO CON RIESGOS

La alergia a la soja era, hasta hace relativamente pocos años, prácticamente desconocida. Este producto alimentario constituye un claro ejemplo de un cultivo que ha llegado a tener gran éxito y a producir beneficios. La proteína de la soja es un componente alimentario biológicamente muy valioso, siendo utilizado como producto adicional y sustitutivo de las proteínas animales en la panificación, pastelería y para hacer pasta italiana; pero también en sopas y postres dulces, así como en la fabricación del glutamato.

Mezclada con determinados aditivos puede utilizarse asimismo en la producción de «carne artificial». La harina de soja, la leche de soja y el aceite de soja, así como el «tofu» -tan apreciado por los vegetarianos-, son testigos válidos de las múltiples aplicaciones de esta leguminosa «mágica».

El reverso de la moneda: la tendencia a una alimentación integral, así como la aplicación masiva de la tecnología alimentaria, han conducido a que la soja se extienda por todo el globo, convirtiéndose al mismo tiempo en un importante alergeno alimentario. Sólo como nota al margen mencionaremos aquí el relativamente elevado contenido en níquel de los productos obtenidos de la soja.

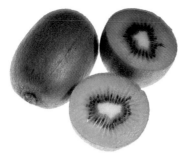

Durante los últimos años han aumentado considerablemente las alergias producidas por los kiwis.

Sintomatología

Los cuadros clínicos que reflejan las alergias alimentarias presentan múltiples y variadas diferencias, y en ocasiones son incluso muy difíciles de delimitar unos de otros. Los trastornos más frecuentes son: náuseas, vómitos, sensación de plenitud, ventosidades, espasmos intestinales y diarreas.

Menos frecuentes son los trastornos articulares, migrañas, hinchazón de párpados, eccemas, urticarias o dificultades respiratorias. La reacción más aguda y temible a los comestibles es el denominado «shock anafiláctico», que produce el consiguiente colapso circulatorio y el riesgo de muerte.

La combinación de depresiones, cansancio repentino, apetencia exagerada de determinados manjares y falta de concentración mental, son síntomas que parecen indicar una alergia a los alimentos o una intolerancia de los mismos.

La reacción alérgica puede desencadenarse por la acción del propio producto alimentario, o por sus proteínas; pero también por los productos químicos que contiene, o por los aditivos, colorantes y conservantes que se le incorporan.

Frecuentemente, la clásica alergia a los alimentos aparece ya en la época de lactancia o en la edad infantil. Los síntomas pueden surgir a los pocos minutos o tras haber pasado varias horas desde el momento de la ingestión del alimento. Los alergenos principales en el período de lactancia son: la leche de vaca, la soja y los huevos. En la edad infantil hay que añadir a los reseñados las nueces, el pescado y los cereales.

En las personas adultas esta lista de agentes «desencadenantes» de alergias se alarga y, así, hay que incluir las verduras, las hortalizas, las frutas y las especias.

Durante los últimos años se ha podido comprobar el incesante incremento de personas que sufren de fiebre del heno y, a su vez, también reaccionan alérgicamente ante determinados comestibles.

Diagnóstico

Desde siempre el diagnóstico de las alergias a los alimentos es uno de los problemas de más difícil resolución a los que ha de enfrentarse el alergólogo; ello es debido, sobre todo, a la extraordinaria variedad de alergenos ocultos que existe (por ejemplo, los componentes de la soja ocultos en los platos precocinados).

Los síntomas de una alergia alimentaria pueden aparecer en diversas partes del cuerpo.

Dificulta además el diagnóstico el hecho de que los síntomas aparezcan simultáneamente en diferentes partes del cuerpo, de forma que, comparados por ejemplo con los eccemas de contacto producidos por el níquel contenido en la bisutería, resulta muy difícil averiguar la relación directa que pueda existir entre alergeno y síntoma. En la mayoría de los casos no puede establecerse tampoco una interrelación entre desencadenantes y síntomas.

Por regla general, los pacientes con alergias a los alimentos se dividen en tres grandes grupos:

1°. Al primero pertenecen aquellos alérgicos que conocen su alergeno, o cuyas alergias son fácilmente detectables. A éstas pertenecen, por ejemplo, las reacciones a las fresas o a la langosta. Los pacientes suelen establecer su propio diagnóstico médico, porque conocen cuáles son los alimentos que no toleran; además, aunque a veces

---

CUANDO LAS APARIENCIAS ENGAÑAN: LA PSEUDOALERGIA

No todos los trastornos físicos que se manifiestan después de saborear determinados alimentos los ha de producir forzosamente una alergia. Es más, puede tratarse de una pseudoalergia, es decir, de una reacción debida a la intolerancia de dicho alimento. Los desencadenantes pueden ser, por ejemplo, aditivos (conservantes, colorantes, aromatizantes, dióxido de azufre), o bien las aminas naturales, que existen en concentraciones elevadas en el chucrut o en el vino.

La diferencia entre una alergia (intolerancia) a los alimentos y la pseudoalergia es menos patente en los síntomas, y sí mucho más en la reacción de intolerancia que, en último caso, no ha de ser forzosamente inmunológica. En la sangre de la persona afectada no será posible demostrar la presencia de anticuerpos.

Otra categoría de pseudoalergias corresponde a los síntomas por intoxicación, que pueden presentarse después de consumir alimentos en mal estado.

les resulte sumamente doloroso, tienen la determinación de eliminarlos de su dieta.

2º. Más difícil de clasificar son aquellos pacientes cuyas alergias a los alimentos se deben a productos que se encuentran solapadamente en numerosos platos y bebidas. A este grupo de alergenos pertenecen la leche de vaca, las claras de huevo, la soja... Como legalmente no es obligatoria la declaración de todos los componentes que intervienen en la elaboración de un producto, el paciente difícilmente podrá evitar tales alergenos; ¿cómo puede averiguar el paciente si una salchicha contiene un elevado porcentaje de leche, o si contiene zumo de frutas, aunque sea en cantidad ínfima?

3º. El tercer grupo incluye sobre todo a aquellos pacientes cuyos síntomas clínicos parecen augurar la presencia de una alergia a ciertos comestibles, pero en los que, a pesar de un diagnóstico certero, no es posible detectar al verdadero alergeno que desencadena la reacción. En este caso suele tratarse de reacciones frente a sustancias y aditivos no declarados o no identificados.

Breve compendio alimentario

Contemplado desde un punto de vista alergológico, nuestro Código Alimentario es todavía bastante incompleto en diferentes aspectos. Sin embargo, no sólo sería deseable sino que es necesario la urgente inclusión de una declaración completa (una indicación visible y comprensible para el consumidor) de todos los ingredientes que intervienen en la elaboración de un producto alimentario.

Los aditivos son sustancias que se incorporan a los comestibles para modificar, de alguna manera, su aspecto general, mantener su conservación, o para proporcionarles determinadas propiedades y efectos de los que carecen debido a su condición de productos naturales.

Las sustancias de origen natural, o aquéllas que se tienen como idénticas a las naturales, no llevan aditivos. Las denominadas sustancias aromatizantes suelen ser sustancias de origen natural cuya composición química es idéntica a las de este tipo, y que se destinan preferentemente a la fabricación de aquellos productos que exigen un sabor y un aroma estables; resisten perfectamente el calor y el frío, así como su almacenamiento junto con otros alimentos aromatizados.

Las sustancias que acentúan las condiciones organolépticas de otros productos, se utilizan especialmente para reforzar, mejorar o alterar las ya existentes, si bien ellas mismas carecen de sabor propio. Entre éstas se establece una diferencia entre las «*reforzadoras*», que se incorporan en concentraciones de

Toda sustancia, por muy inofensiva que parezca, puede actuar como un alergeno.

un gramo por cada kilo de producto debido a su efectividad, y las denominadas «*potenciadoras*», que como su propio nombre indica potencian el sabor en concentraciones de tan sólo 100 miligramos por kilo. Existen adicionalmente las denominados «*modificadoras*», que alteran el sabor básico del producto.

Quizá el producto más utilizado de todos los enumerados, por reforzar el sabor propio del alimento sea el «glutamato; se utiliza incluso como especia en la cocina, pero fundamentalmente acompañando a las conservas de carne y de pescado, sopas preparadas, a la pulpa del tomate o al ketchup. Utilizado en Japón desde hace muchos siglos, el glutamato se obtiene de una determinada especie de algas marinas y se utiliza para contribuir a mejorar el sabor de determinados alimentos, especialmente de las sopas preparadas. En la actualidad, este producto se elabora a partir de la molienda del trigo: es incoloro, inodoro y se comercializa en polvo.

A pesar de que el ácido glutámico es un componente natural de las proteínas, tanto de las presentes en los alimentos como las propias del organismo humano, en cantidades importantes puede producir síntomas alérgicos en personas sensibilizadas; conocido este síntoma con la denominación «síndrome de restaurante chino», pronto alcanzó un desagradable renombre. Este síndrome se manifiesta con sensación de «ardor» en la nuca, los antebrazos y en la parte delantera del pecho, al tiempo que se produce una presión en los ojos y dolores en el pecho. Algunos pacientes se quejan además de cefaleas, rigidez en las mandíbulas y nuca, espasmos y sudoración intensa. Otros llegan incluso a perder la conciencia. Tales síntomas aparecen, por regla general, a los 15 minutos de haber ingerido glutamato en los alimentos, en dosis de tan sólo 1,5 a 12 gramos.

¿CÓMO RECONOCER LOS ADITIVOS NOCIVOS?

Con el nombre de *Declaration* se conoce un listado de aditivos, que indica la parte proporcional de su peso contenida en los alimentos. La lista de aditivos que figura en los envases de los productos alimenticios incluye su número correspondiente, compuesto por series de cifras codificadas y unificadas para toda la Comunidad Europea.

Los números «E» seguidos la primer cifra por «unos» indica que son colorantes; el grupo de los «doses» caracteriza a los conservantes; el grupo de los «treses» agrupa a los antioxidantes, y el grupo de los «cuatros» incluye a los emulgentes y a los estabilizantes.

Una serie de conservantes, como, por ejemplo, el ácido benzoico (E 210), así como los colorantes tartracina (E 102) y los E 110, E 123 y E 124, se conoce, desde hace tiempo, que pueden desencadenar pseudoalergias.

Entre las sustancias conservantes y antioxidantes citaremos a los sulfitos que, sin figurar aún en la *Declaration*, están autorizados algunos. Otros de estos sulfitos provocan gravísimas reacciones de intolerancia, incluso con el riesgo de muerte, en las personas afectadas.

Los alimentos preparados contienen cantidades importantes de aminas biógenas. En este sentido, el mayor interés recae aquí en la histamina, que además desempeña múltiples funciones de vital trascendencia en el organismo humano. Entre otras, incrementa la permeabilidad de los vasos sanguíneos más diminutos. Este hecho explica la aparición de ciertas reacciones cutáneas, similares a la urticaria, que suelen surgir inmediatamente después de ingerir alimentos enriquecidos histamínicamente. Otros síntomas que se manifiestan tras la ingestión de cantidades importantes de histamina son: enrojecimientos cutáneos, aparición de habones, cefaleas, modorra, náuseas y, ocasionalmente, también vómitos y diarreas.

Sin embargo, elevadas concentraciones de histamina en los alimentos las detecta de inmediato el paladar. Se delatan por su sabor característico y picante, que produce escozor en los labios y en la punta de la lengua. De todos modos, las aminas biógenas llegan normalmente a la mesa acompañando pescado, extractos de levadura, queso, chucrut (col fermentada), tomates, vino y embutidos.

Los métodos de prueba

El diagnóstico comienza con el análisis de la anamnesis. De gran ayuda para el médico es un diario llevado por el paciente

DESENCADENANTES PRESENTES EN LOS ALIMENTOS

• Ácido Benzoico	Presente en ensaladillas, conservas de pescado, salsa mayonesa, yogur de frutas.
• Sulfitos	Presentes en frutos secos, zumos de frutas, cebollas secas, jarabe de glucosa, frutas confitadas, gelatina, limones y naranjas confitadas, almidón, verduras conservadas en vinagre, caramelos, confituras, mermeladas, jalea.
• Huevos de gallina	Licores, aperitivos, algunos vinos tintos, embutidos, pasteles, salsas preparadas, bombones de chocolate, glaseados de pan.
• Soja	Algunas clases de pan y pasteles, salsas preparadas, queso, helados y zumos de frutas envasados que indiquen su contenido en «proteína vegetal», «emulgente de lecitina», «aceite vegetal».
• Cereales	Productos que indiquen su composición en «féculas modificadas».

donde recoja las reacciones alérgicas y, entre otros aspectos, la composición de las comidas diarias.

Las alergias debidas a productos alimentarios son demostrables mediante pruebas efectuadas en el laboratorio, es decir, determinando los anticuerpos (inmunoglobulina E) específicos que se concentran en el suero del paciente (Prueba RAST). Por otra parte, en las pruebas de escarificación se aplican diferentes alergenos, previamente pulverizados, que se ponen en contacto con la piel. De determinarse una sensibilización, es importante poder demostrar tanto su relevancia como los problemas sanitarios que afectan al paciente.

Si en la prueba cutánea y/o de RAST se determina una sensibilización concreta ocasionada por uno de los alimentos en particular, esto no ha de significar, ni mucho menos, que este producto alimenticio sea el verdadero causante de los síntomas que se detectan. Existe realmente una relevancia cuando, eliminados los alergenos, desaparecen los síntomas, y éstos vuelven a aflorar al realizarse una nueva confrontación.

Terapia

Dietas

Siempre que surja la sospecha de padecer una alergia alimentaria, el médico prescribirá una dieta. Así, por ejemplo, durante varias semanas consecutivas se irán descartando las sustancias sospechosas de producir la reacción. Si las condiciones del paciente mejoran después de la eliminación de determinados productos alimentarios, será factible establecer unos resultados que serán bastante precisos.

Se califica como dieta pobre en alergenos aquélla que supone la exclusión de los mismos, es decir, la que evita los comestibles sospechosos durante una semana, como mínimo. Después de realizar esta dieta individual, durante el transcurso de las pruebas de provocación se incluirá únicamente un nuevo grupo de alimentos en el menú diario. Si se eliminan alimentos relevantes como, por ejemplo, la leche, es importante que la dieta prescrita sea equilibrada, de tal forma que no puedan existir síntomas carenciales y queden bien cubiertas las necesidades de calcio por parte del organismo. Esta dieta debería confeccionarla el médico previa consulta con un dietista que tenga conocimientos alergológicos.

Una posibilidad más consiste en aplicar la denominada «dieta cero», que incluso se considera demasiado fuerte para las personas que están muy motivadas. Consiste en que, durante un período de tiempo de tres días, se prescinde de la comida y sólo se bebe agua; seguidamente se va incorporando cada día un nuevo comestible a la dieta. Esta «dieta cero» debería hacerse únicamente en el hospital y bajo control médico.

Algunos médicos consideran inapropiadas las pruebas que para determinar las alergias a los alimentos y sus síntomas pueden realizarse mediante la electroacupuntura, terapia de biorresonancia y análisis mineralógico del cabello, ya que hasta la fecha no se ha conseguido un reconocimiento ni determinar sus fundamentos científicos.

Otras formas terapéuticas

En la terapia para combatir los trastornos agudos se utilizan los antihistamínicos. De forma preventiva se emplean también los denominados «estabilizadores de mastocitos», como el cromoglicato disódico. Este último es muy útil, sobre todo, cuando no hay tiempo para aplicar otro tratamiento y la persona afectada ha de emprender un viaje o, en general, cuando se tiene que comer en un restaurante y no hay posibilidad de informarse adecuadamente de la composición de los alimentos.

Otras alergias

Además de los molestos trastornos sintomáticos, las alergias poseen toda una serie de «maliciosas y alevosas» propiedades. Así, destruyen la confianza en nuestro medio ambiente diario y alteran frecuentemente nuestras relaciones con ciertas formas de vida que, en el fondo, son muy queridas para nosotros.

Cuando todo el mundo se alegra con la llegada de la primavera, las personas alérgicas al polen empiezan a temblar y a sufrir pensando en sus padecimientos reflejos estornutatorios, ojos enrojecidos, etcétera. La persona amante de los animales comienza a saber entonces, quizá a través de su querido hámster, lo que es el «miedo a las alergias»; y algunos fervientes incondicionales de un tipo de cocina conscientemente antialérgica se encuentran con que productos para ellos tan sanos como, por ejemplo, la soja, la harina integral o las avellanas, más tarde les depararán una desagradable sorpresa.

A continuación se describen algunos fenómenos de esta índole, que son especialmente drásticos:

- El Sol que, a pesar de ser fuente de vida indispensable y estimulante del ánimo de la mayoría de la gente, se revela para otras muchas personas sensibilizadas como un astro agresivo del que uno debe huir para refugiarse en la sombra y preservar la piel con telas o vestidos de sus terribles quemaduras. No obstante, este hecho demuestra, como sucede frecuentemente, que los efectos saludables o nocivos de este fenómeno natural son en muchos casos un problema de dosificación y de sensibilización que afecta a algunas personas en concreto.

• Las abejas, que son insectos productores de miel bien vistos por todos, y como mucho causantes de ligeras hinchazones cutáneas, pueden convertirse para algunos alérgicos en «abejas asesinas», en el más estricto sentido de la palabra.

• Las sustancias medicamentosas, que aunque han sido creadas para sanar enfermos, pueden incluso ser patógenas y, en algunos casos especiales, llegar a ser mortales. Así, la persona afectada no entenderá nada y le surgirá una «justificable» incredulidad. La alergia medicamentosa es uno de los temas que hemos tratado.

Alergia al veneno de los insectos

Las reacciones alérgicas a las picaduras de ciertos insectos se han convertido, hoy en día, en un importante e incluso grave problema médico.

Según estadísticas se sabe, por ejemplo, que en Alemania mueren anualmente unas 40 personas víctimas de las picaduras de insectos. Sólo durante los últimos años ha sido posible desarrollar métodos terapéuticos eficaces a efectos de prevenir las posibles reacciones alérgicas letales a las picaduras de abejas y avispas. Con todo, se sigue sin hallar una respuesta adecuada a muchas preguntas relacionadas con este espinoso tema.

Después de que se haya producido la picadura de un insecto, puede aparecer un cuadro clínico con una amplia variedad de síntomas leves y graves. Los trastornos más inofensivos, no alérgicos, consisten en una reacción local, más o menos acusada, acompañada de dolores, hinchazón y enrojecimiento de

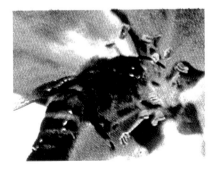

Las picaduras de los insectos pueden desencadenar reacciones alérgicas que, en algunos, casos, requieren un inmediato tratamiento médico.

la zona cutánea afectada por la picadura. Por el contrario, se dan casos aislados de personas alérgicas que reaccionan, después de recibir picaduras en el cuello, en la cabeza o en la parte superior del brazo, con unas grandes hinchazones que deben soportar por un espacio de tiempo de casi una semana.

Las alergias pueden provocar una pérdida casi total de la confianza en nuestro entorno.

Durante el transcurso de la picadura, las abejas y avispas inoculan una sustancia tóxica en la piel de su «víctima». Alrededor de la picadura se desarrolla un habón que produce una intensa quemazón y un dolor que suele desaparecer a las pocas horas; no obstante en algunos casos sólo desaparece después de haber pasado algunos días.

Si durante los días siguientes la persona afectada es nuevamente picada por la misma clase de insectos, puede producirse una sensibilización aguda que desencadena una reacción con síntomas realmente graves. Si a pesar de todas las precauciones, una persona es víctima de una picadura, debe extraerse el aguijón de la herida lo más rápidamente posible (o dejárselo extraer). Pero, atención: el aguijón no debe extraerse pinzándolo con los dedos, sino rascando y extrayéndolo con las puntas de las uñas con el fin de eliminar completamente y a la vez, la bolsa que contiene el líquido tóxico, para evitar que éste penetre más profundamente y se mezcle con el torrente circulatorio de la sangre.

Es conveniente utilizar inmediatamente el botiquín de urgencia, untando la zona de la picadura con la pomada adecuada, pero visitando seguidamente a su médico.

REACCIONES ALÉRGICAS AL VENENO DE LOS INSECTOS

- Shock.
- Cólicos.
- Vómitos.
- Angustia.
- Náuseas.
- Disnea respiratoria.
- Micción y diarrea instantáneas.
- Habones, enrojecimientos, hinchazones.

¡Precaución! ¡Peligro de muerte!

La peor de las reacciones a la sustancia tóxica inoculada por los insectos es el denominado «shock anafiláctico». En la mayoría de los pacientes aparece durante los 15 minutos siguientes de haberse producido la picadura; y en raras ocasiones, algo más tarde. Si como resultado de la picadura de un insecto surgen reacciones que superan a las habituales, es necesario acudir inmediatamente al médico de urgencia para que éste inicie rápidamente la terapia adecuada, ya que nadie es capaz de predecir la evolución de esta grave enfermedad. Incluso los «enfermeros» supuestamente expertos, pueden equivocarse.

Un botiquín de urgencia puede salvar la vida a más de una persona alérgica después de haber sufrido la picadura de un insecto.

Observación: el «shock (o choque) anafiláctico» es una peligrosa reacción instantánea, en ocasiones mortal, a la sustancia tóxica inoculada por el insecto, como consecuencia de un rechazo inmunológico del antígeno hacia el anticuerpo sérico específico. No deja espacio de tiempo para experimentos terapéuticos, ya que exige una actuación médica inmediata y perfectamente planificada.

En ocasiones puede suceder que, pese a la aplicación de una terapia positiva rápida y acertadamente prescrita por el médico de urgencias del hospital, se produzca un segundo brote reactivo a las 12 o 18 horas que, como mínimo, será tan virulento y grave como el primero. Conviene pues que los enfermos, después de recibir el primer tratamiento, permanezcan en observación en el hospital o clínica el tiempo preciso y no intenten, por creer que ya ha pasado la crisis, regresar de inmediato a su domicilio, ni tan siquiera en el caso de encontrarse aparentemente bien.

Algunas personas se muestran aterrorizadas ante la presencia de cualquier insecto y, sobre todo, después de haber superado un shock tras una picadura; tan pronto perciben el zumbido de un insecto, se sienten atenazadas por el pánico. Otras, ante el temor de sufrir nuevas picaduras hacen de su casa un auténtico bastión y cierran «a cal y canto» puertas y ventanas, procurando tapar cualquier resquicio que pudiera existir. No obstante es mucho más sensato, incluso durante las excursiones en pleno contacto con la naturaleza, llevar siempre consigo un pequeño «botiquín de urgencias». Si la persona alérgica conoce a qué es sensible, el médico le recomendará las sustancias que no deben faltar en dicho botiquín, y que seguramente incluirá: adrenalina, antihistamínicos y cortisona.

Toda persona alérgica debería dejar a un lado, por su propio interés, sus reticencias hacia la cortisona.

CÓMO EVITAR LAS PICADURAS DE INSECTOS

- Si trabaja el jardín de su casa y teme el ataque de los insectos, adecue su vestimenta para evitar imprevistos: una blusa o una camisa de manga larga y unos pantalones, también largos, pueden ser una protección suficiente.

- Evite los perfumes, acondicionadores del cabello, productos de higiene personal perfumados, lociones para después del afeitado y otras sustancias similares. ¡El perfume atrae a los insectos!

- Deseche la ropa muy amplia y vaporosa, así como los tejidos negros, y los de colores llamativos o floreados.

- Si se realiza alguna comida al aire libre, tape los alimentos y los dulces, y recoja los restos de comida.

- Si practica gimnasia u otro deporte al aire libre, vigile que los insectos no acudan al olor del sudor.

- Jamás camine descalzo en verano por el campo. A las abejas les agrada posarse sobre las hierbas, en tanto que las avispas suelen anidar oquedades disimuladas en el suelo.

- Trate de no permanecer demasiado tiempo cerca de los contenedores o cubos de basura. Aléjese también de los comederos de animales silvestres, ya que los restos de comida dispersados por el suelo atraen a las abejas y a las avispas.

- Descarte la idea de jugar o agitar las ramas de los árboles, ya que las avispas pueden anidar en ellas.

- Durante la época de vuelo de los insectos, procure mantener cerradas las ventanas y las puertas, especialmente las del dormitorio. Asimismo, impida que entren en la casa colocando mallas metálicas que se ajusten al marco de las ventanas.

- Las personas alérgicas deberían llevar siempre consigo un botiquín de emergencia, sobre todo durante la época de vuelo de los insectos.

- Utilice un insecticida que pueda ser aplicado localmente sobre la zona de piel que quede descubierta.

Cuerpo y salud

Las alergias

Diagnóstico

Los modernos métodos de terapia alergológica disponibles permiten determinar casi siempre la clase de sensibilización que padece el paciente.

Sin embargo, de todos es sabido que el médico no siempre puede confiar ciegamente en los datos que le facilita el paciente, ya que éste, en su excitación y temor, puede fácilmente llegar a confundir una abeja con una avispa. Cabe también la posibilidad de una doble sensibilización (abeja y avispa), o de una reacción cruzada de ambas.

En algunos países europeos, excluida España, y en caso de que se den las premisas adecuadas, se efectúa una sensibilización rápida inoculando veneno de abeja o de avispa. Semejante terapia sólo podrá realizarse por regla general en el propio hospital, debido a su coste y en gran parte por motivos de seguridad. Posteriormente, el especialista alergólogo que le corresponda se encargará de la prescripción del tratamiento y del seguimiento de su aplicación.

Reacciones a la radiación solar

La luz solar posee efectos positivos sobre el metabolismo hormonal del ser humano, pero también debe tenerse en cuenta su aspecto negativo, consecuencia de la irradiación de los rayos ultravioleta.

Las reacciones cutáneas, provocadas por las radiaciones UV y las UV-B, reciben las denominaciones populares de «insolación», «golpe de calor», «acné de Mallorca» e incluso la de «alergia al sol». Estas denominaciones sirven para diferenciar los múltiples cuadros clínicos, y para asegurarse cuándo una persona «alérgica al sol» lo es realmente, tal y como puede comprenderse desde un punto de vista puramente médico.

A continuación se describen brevemente las reacciones más frecuentes a la irradiación solar.

Insolación

Es la hiperreacción más conocida de la piel. Su causa se debe a una exposición prolongada a la irradiación solar. Los síntomas que se manifiestan van desde un débil enrojecimiento de la piel, cefalea y excitación nerviosa, hasta hinchazones, prurito, dolor y fiebre (hipertermia). En casos graves, también puede producirse delirio y estado de coma.

Los remedios de curación tradicional, sobre todo la aplicación de pomadas de fabricación casera, pueden, en algunos casos agravar la situación de la persona afectada. La medida inmediata que debe adoptarse consiste en un enfriamiento de la piel con agua o paños húmedos, aunque si se ha producido una insolación intensa esto no será suficiente.

Hasta pasadas unas ocho horas desde la aparición de los primeros síntomas de la insolación, deben aplicarse medicamentos antiinflamatorios con el fin de procurar un cierto alivio al enfermo. Los fármacos que contienen cortisona se aplicarán una vez hayan pasado ocho horas desde que se presentaron los primeros síntomas.

Hasta el momento no existe ningún otro remedio que obtenga resultados tan efectivos en tan corto espacio de tiempo. Sin embargo, se recomienda la utilización de aquellos productos que tengan una consistencia similar a la de la leche o espuma, ya que colaboran a reducir la hipertermia de la piel.

Naturalmente, lo mejor es adoptar las medidas preventivas necesarias para evitar la insolación. En primer lugar, conviene habituar el cuerpo poco a poco a la radiación solar y, sobre todo, a los rayos ultravioleta. Esto se consigue mediante una sensibilización previa, tomando varias sesiones de rayos UV-A o aplicando las medidas preventivas oportunas bajo el sol; es decir, debe conocerse el factor de protección que exige la propia piel y la elección de la crema solar tendrá el correspondiente filtro solar que, tras su aplicación, responda a estas necesidades. También la ingestión de vitaminas es importante, pues sus efectos contribuyen a evitar la temible insolación.

Acné «de Mallorca»

Esta afección dermatológica recibe este nombre debido a que el lugar donde se manifestó por primera vez fue en la isla de Mallorca. Dado el gran número de turistas que llegan a las islas Baleares a lo largo de toda la temporada estival, sobre todo procedentes de los países centroeuropeos y nórdicos -donde la piel de sus habitantes no está acostumbrada a recibir niveles de radiación tan altos-, es normal que se produzcan estas situaciones.

El acné «de Mallorca» no está relacionado con la isla, sino con las pocas precauciones que se toman al recibir baños de sol.

Pero como fácilmente puede comprenderse el acné «de Mallorca» no depende, ni mucho menos, de las condiciones climáticas que imperan en la isla, sino de las escasas medidas preventivas que adoptan las personas de piel pálida al exponerse a tales niveles de radiación sin una aclimatación previa.

El desencadenante de este tipo de acné es la utilización de determinados productos protectores del sol en cuya composición entran emulgentes y grasas empleados en cosmética, o la aplicación equívoca que se da a otros destinados a la higiene personal. Todo ello hace que, combinado con los efectos de los rayos ultravioleta que se reciben durante el baño de sol, pueda originarse dicha reacción cutánea. Con el nombre de

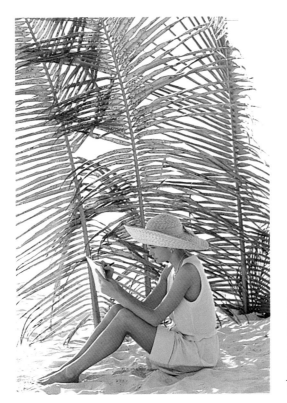

Para gozar del baño de sol lo mejor es hacerlo con moderación, permaneciendo bajo una sombra que nos proteja de la intensidad de los rayos del mediodía.

acné «de Mallorca» se designa al que aparece principalmente en las zonas fotoexpuestas del cuerpo: el escote, los hombros y los brazos y, en menor grado, el rostro. Los síntomas que se manifiestan son: aparición de manchas cutáneas, nódulos, pápulas, intenso prurito y, a veces, habones. Estos síntomas desaparecen paulatinamente a medida que aumenta la correspondiente protección solar.

Los fármacos más adecuados para tratar este tipo de afección suelen ser los antihistamínicos. Pero, al igual que en la mayoría de las afecciones, para evitar la aparición del acné «de Mallorca» lo mejor es prevenir que curar. Antes de emprender el viaje de vacaciones, conviene elegir los productos cosméticos adecuados y comprobar personalmente que en su composición no entran lípidos ni emulgentes. Durante las vacaciones, es recomendable también utilizar productos antisolares sin grasas, pero que a su vez protejan la piel de las radiaciones ultravioleta dañinas.

Dermatosis solar polimorfa (DSP)

A pesar de que la dermatosis polimorfa aparece con relativa frecuencia, no es un concepto demasiado corriente. El desencadenante de esta afección cutánea son tanto los rayos UV-A como los UV-B, y sólo raras veces la luz solar visible. Su sintomatología afecta, sobre todo, a las partes descubiertas del cuerpo: escote, dorso de la mano y antebrazo; muy ocasionalmente a los hombros, torso y piernas, como sucede en el acné «de Mallorca».

Una dermatosis solar polimorfa es de muy difícil diagnóstico en el primer momento, ya que la reacción cutánea suele producirse transcurridas algunas horas o, a veces, hasta pasados varios días después de haber tomado el baño de sol. Los síntomas se manifiestan con un prurito muy intenso localizado en las zonas del cuerpo afectadas por la radiación solar. Los eccemas adoptan forma poliforma, es decir, toman «multitud de formas»: pueden aparecer como ampollitas, nódulos, enrojecimientos, eccemas, pápulas, pequeñas hinchazones y habones. La única posibilidad de protegerse de una dermatosis solar polimorfa consiste en la aplicación reiterada de una crema solar apropiada y con el correspondiente filtro o nivel de protección solar. Por regla general, permanecer a la sombra no suele ser suficiente.

Si a pesar de las precauciones tomadas aparecen dichos síntomas, un antihistamínico aliviará el prurito. Este medicamento puede utilizarse también de forma profiláctica. Si la persona en cuestión tiene una predisposición a la DSP, conviene (previa consulta al médico) que durante los tres días anteriores a la fecha del viaje tome antihistamínicos, así como durante todas las vacaciones. Se recomienda asimismo efectuar una hiposensibilización solar de la piel, que deberá iniciarse seis semanas antes de las vacaciones. Como complemento pueden prescribirse vitaminas del grupo B, ß-caroteno y calcio.

Reacción fototóxica

La reacción fototóxica apenas se conoce, pero no por ello desaparece el riesgo de que se produzca. Sobreviene sobre todo por la combinación de radiación UV-A y la radiación solar visible con una sustancia inicial, sin efectos en principio alergénicos, pero que pueden ser asimilados por la piel. Dichas sustancias desencadenantes pueden ser los propios cosméticos, los productos antisolares, los perfumes, los medicamentos que transporta la sangre, los alimentos y los

La radiación UV-A sobre la piel tratada con productos cosméticos inadecuados, o sobre personas que llevan algún tipo de tratamiento médico, puede producir una reacción fototóxica.

agentes activos vegetales. Esta combinación produce en principio un daño relativamente inmunológico, pero no de tipo alérgico, de las células cutáneas.

Los síntomas (quemazón, pinchazos, enrojecimiento inmediato o hinchazón, así como insolación más intensa) sólo aparecen después de pasadas algunas horas desde la irradiación

CONSEJOS PARA LOS «AMANTES» DEL SOL

- La mejor protección contra el sol consiste en vestirse con ropas que no dejen pasar los rayos solares y en cubrirse bien la cabeza. Es importante, sobre todo, proteger las denominadas «zonas expuestas» del cuerpo, como son: el escote, el rostro, el cuello o el dorso de las manos.

- Evite el sol del mediodía: tan pronto comience el estío conviene no exponerse prolongadamente a los rayos del sol y ponerse de vez en cuando a la sombra.

- Utilice productos protectores que no contengan agua, pero que posean el factor de protección adecuado a su clase de piel. Úntese la piel con estos productos unos 20 minutos antes de iniciar el baño de sol.

- Si toma medicamentos, lea con atención los prospectos por si existiese la posiblidad de producirse efectos secundarios al combinarse su efecto con el de los rayos ultravioletas del sol. Antes de viajar hacia su soleada zona de vacaciones, consulte a su médico sobre este aspecto.

- La delicada piel de los niños exige obligatoriamente, una eficaz protección contra los efectos de la radiación solar. Procure vestirlos con unos pantalones muy amplios y a ser posible largos -para que no permitan el paso de los rayos solares-, camisetas un tanto holgadas, zapatos que protejan el pie -nada de sandalias-, así como un gorro, sombrero o un pañuelo grande que les proteja el rostro y la nuca.

- Los «bloqueadores solares» o las pomadas que contengan óxido de cinc, sólo podrán aplicarse a partir de los dos años de edad.

- Si usted es una persona alérgica al sol, planifique bien sus vacaciones para que coincidan con una estación propicia; así, evite visitar los países de la zona ecuatorial o tropical durante los meses de verano.

solar. Por este motivo, y antes de emprender un viaje o de iniciar las vacaciones, es importante acudir a la consulta del médico para conocer las posibles interacciones que pueden producirse, especialmente las producidas por los medicamentos y los baños de sol.

Alergias al sol

Una alergia al sol se produce casi siempre debido a la concurrencia de alguna sustancia sensibilizante con la luz solar (como sucede con los productos cosméticos y medicamentos en combinación con la radiación UV-A); y puede tener, por consiguiente, tanto efectos internos como externos.

La alergia al sol se manifiesta sobre todo en los brazos y en la zona del escote; a veces también afecta a los hombros, al tronco y a las piernas. Los síntomas aparecen horas después de haberse expuesto a la irradiación solar, unidos casi siempre a un gran escozor. En la piel aparecen enrojecimientos, que pueden ser tanto secos como serosos y, en

Las alergias al sol se producen casi siempre por la acción de la radiación UV-A sobre determinados cosméticos o medicamentos.

casos muy aislados, pequeñas ampollitas sanguinolentas que dan lugar a unas manchas más o menos grandes. La alergia al sol se produce, sobre todo, por la radiación de los rayos UV-A y, en menor proporción, por los UV-B.

La única terapia eficaz contra esta reacción (y la única posible) consiste en la prescripción médica de antihistamínicos. Con el fin de evitar la posterior terapia es muy importante la adopción de medidas preventivas. Así, una eficaz protección alérgica la proporcionan: el ß-caroteno, el calcio y los preparados vitamínicos.

Lo mismo que durante el tratamiento, también durante la profilaxis deberían administrarse antihistamínicos. No obstante, para evitar el posterior cansancio al paciente, debe procurarse que los productos que se administren sean de la nueva generación. Se conocen con el nombre genérico de «antihistamínicos no sedantes», y no producen somnolencia, efecto secundario que sí tenían los antihistamínicos clásicos.

Su uso no está restringido a las afecciones solares, sino que pueden emplearse en muchos otros procesos alérgicos. Pero al igual que cualquier otro fármaco, nunca deben ser empleados sino es por prescripción facultativa.

Fotoalergia

La fotoalergia (alergia a la luz) es, al contrario que ocurre en la reacción fototóxica, una enfermedad que sólo puede afectar a las personas previamente sensibilizadas. La acción de las radiaciones UV-A sobre ciertas sustancias ajenas al cuerpo, como pueden ser algunos medicamentos que estemos tomando o determinados productos de protección solar, generan alergenos que, por el correspondiente mecanismo inmunológico, inducen la síntesis de anticuerpos.

Cuando estos alergenos y los anticuerpos interaccionan entre sí, se desencadena y aparece una reacción alérgica.

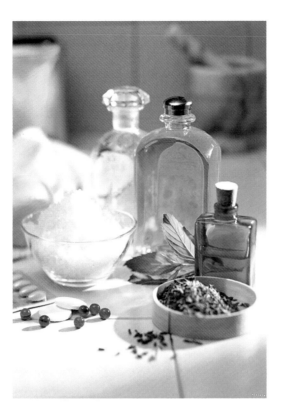

Además de los medicamentos químico-sintéticos, también los de origen vegetal pueden desencadenar la aparición de alergias.

El cuadro clínico muestra, como en los eccemas alérgicos de contacto, enrojecimientos e hinchazones de la piel, así como un prurito que puede llegar a ser realmente martirizante. En un plazo de tiempo de unas 24 horas pueden aparecer nódulos y ampollas produciéndose, posteriormente, una eventual formación de escamas. En una reacción fotoalérgica, producida por una combinación de luz y algunos medicamentos, dichos síntomas desaparecen pronto, pero siempre y cuando se evite la exposición a la irradiación solar.

La persona que después de haber tomado un baño de sol observe reacciones «curiosas» o diferentes de las habituales en su piel, debería acudir inmediatamente al alergólogo. El médico podrá entonces especificar si se trata de una reacción alérgica o de algún otro tipo de hipersensibilidad, prescribiendo las contramedidas pertinentes que pueden adoptarse.

Posiblemente, y antes de emprender el viaje de vacaciones (especialmente hacia países cálidos), deberán reducirse las dosis de ciertos medicamentos o, si el tratamiento lo permite, eliminarse por completo.

Sólo el médico podrá decidir las medidas que debe adoptar cada persona para evitar los efectos de la irradiación solar.

Alergias medicamentosas

Desde hace mucho tiempo se sabe que casi todos los productos y compuestos químicos actúan, bajo determinadas condiciones, como antígenos (alergenos); y los medicamentos no constituyen ninguna excepción.

El gran problema radica en que la mayor parte de nuestros conocimientos respecto a la alergenidad de los medicamentos procede únicamente de la información que desvelan los propios laboratorios, aunque al menos sabemos que se basan en observaciones metódicas de los procesos inmunológicos naturales que desarrollan animales y personas. Pero básicamente, es muy difícil, y no siempre fiable, la aplicación en los seres humanos de los resultados obtenidos en los diversos experimentos realizados con animales.

Bajo ciertas condiciones, determinados compuestos químicos pueden funcionar como alergenos.

Tanto el uso de hierbas naturales, como el de fármacos sintéticos, han representado de siempre un cierto riesgo para la salud. Actualmente, la consecuencia inmediata que se desprende del creciente aumento en el consumo de medicamentos es, por consiguiente, el cada vez mayor riesgo de unos efectos secundarios indeseables para la persona afectada.

La enorme variedad de reacciones se manifiesta por síntomas que van desde el enrojecimiento cutáneo hasta el gravísimo shock anafiláctico. Médicos y profanos en la materia se muestran cada vez más críticos con los medicamentos, llegando incluso a rechazarlos. Sin embargo, los medicamentos crítica y responsablemente utilizados pueden producir más beneficios que daños, enriqueciendo considerablemente las posibilidades terapéuticas.

IMPORTANTE: EL «PASAPORTE ALÉRGICO»

Siempre que exista la posibilidad de que se produzcan reacciones alérgicas ante unos medicamentos que pueden ser prescritos por el médico en caso de emergencia (por ejemplo, si se produce un accidente), todas las personas alérgicas deberán llevar forzosamente consigo un «pasaporte» indicando dichas alergias.

Ahora bien, dicho pasaporte sólo será una auténtica ayuda si en él se registran todos los medicamentos, sin excepción, que pueden desencadenar una reacción alérgica, y que el médico de urgencias, de ignorarlos, aplicaría de inmediato en caso de emergencia.

Dichos medicamentos han de ser cuidadosamente registrados por el médico de cabecera, una vez comprobada la intolerancia, así como aquellos otros alternativos que en caso de emergencia podrían administrársele.

Las reacciones alérgicas frente a los medicamentos se basan en que el agente activo de una sustancia se une con una proteína propia del organismo, ganando importancia al convertirse en alergeno. El fármaco por sí mismo, ni posee el peso ni el tamaño necesarios para ser reconocido por las células encargadas de la defensa. Pero tras unirse con una proteína, el fármaco alcanza el peso y el volumen necesarios para producir un antígeno (alergeno) y, constantemente, induce la síntesis de anticuerpos. En estas indeseadas reacciones medicamentosas se ven afectadas especialmente la piel, la sangre y la médula espinal, mucosas bucales, espacio rinofaríngeo y pulmonar, el tracto gastrointestinal, así como el hígado y los riñones.

Los síntomas que más frecuentemente se manifiestan en la piel de las personas alérgicas, como consecuencia de una reacción, son los edemas pruriginosos y los extensos exantemas, aunque también pueden formar parte de este cuadro los reflejos estornutatorios y/o los brotes de origen asmático.

Diagnóstico

Las investigaciones alergológicas de las reacciones medicamentosas son bastante más complejas que aquéllas efectuadas con otros alergenos, como ácaros del polvo, esporas de hongos micromicetes o polen. En las pruebas de provocación realizadas con medicamentos es muy fácil rebasar la barrera desconocida donde lo tolerable pasa, de repente, a desencadenar una peligrosa reacción en el paciente. Aquel profesional que prescriba a la persona afectada medicamentos claramente sospechosos, se arriesga incluso a que le sobrevenga el temible shock anafiláctico.

Ante la posibilidad de que surjan efectos secundarios, debe tenerse precaución con todos los medicamentos nuevos y desconocidos.

Sin embargo, para los equipos de investigación experimentados las posibilidades de lograr resultados efectivos son muy altas, incluso en casos bien difíciles, ya que van encajando sus conclusiones como si se tratara de las piezas de un rompecabezas.

Observación: toda persona ha de ser muy precavida con todos aquellos medicamentos que le son desconocidos (especialmente con los analgésicos), utilizando sólo aquéllos que conoce y que ha tomado personalmente después de que se los recetara su médico.

En el caso de que alguien sufra una cefalea, debe evitarse la peligrosa costumbre de «recomendarle» un determinado medicamento: ¿o desearía usted asumir la responsabilidad en el caso de que esa persona sufriera, desgraciadamente, el temible shock anafiláctico?

Alergias profesionales

La profesión o el oficio ocupa un lugar muy destacado en nuestra vida. Durante el transcurso de la semana, una tercera parte de nuestro tiempo lo pasamos en el lugar de trabajo o dedicados a realizar actividades destinadas a «ganar el pan nuestro de cada día». Para la mayoría de nosotros el trabajo no es sólo un asunto de «dinero» también es la manifestación profesional que hace posible nuestra «realización personal», algo que marca nuestra propia identidad y que es capaz de ensalzar o de humillar nuestra propia autoestima. Por todo ello, la verdadera profesión es un auténtico placer por el que no nos pueden ofrecer una moneda para su «intercambio».

Lo realmente grave ocurre cuando un día descubrimos, muy a nuestro pesar, que el lugar de trabajo es la causa de nuestra enfermedad. Las enfermedades alérgicas de la piel y vías respiratorias están aumentando día a día con suma rapidez. Ante esta perspectiva, no debe sorprendernos que también las alergias profesionales estén experimentando un incremento espectacular, a pesar de las medidas preventivas que las autoridades sanitarias han intentado introducir en todos los centros de trabajo.

Lamentablemente, se ha descuidado en gran medida el asesoramiento alergólogo de las personas jóvenes, tan importante sobre todo si se empieza a trabajar en cualquiera de las «profesiones de riesgo». Desgraciadamente, en muchos casos, la presentación de un certificado sanitario a la hora de comenzar en un nuevo trabajo se considera como una simple formalidad.

De aparecer alergias que se manifiestan a través de enfermedades cutáneas y de las vías respiratorias que guardan relación directa con la actividad laboral de la persona o del lugar de trabajo, inmediatamente hará surgir la sospecha de que pueda tratarse de una enfermedad causada por motivos profesionales.

¿Cómo se reconoce una enfermedad profesional alérgica?

De existir la sospecha de padecer una enfermedad de carácter alérgico causada por la profesión o el lugar de trabajo, deberá remitirse un certificado médico, especificando la «enfermedad laboral» diagnosticada, además de cursar las correspondientes comunicaciones a los organismos competentes responsables. El organismo competente investigará, en el lugar de trabajo, si es posible o no evitar el material o sustancia causante de la enfermedad. Según las circunstancias laborales, el obrero o profesional podrá ser trasladado o no a otra sección o departamento. Deberá examinarse también si es obligatorio o no llevar vestimenta protectora (guantes, máscarilla antigases, etcétera).

Si la persona no puede permanecer en su lugar de trabajo debido a su enfermedad, el médico especialista informará a la empresa de que la persona no puede seguir desempeñando su actividad y extenderá un certificado para que pueda dejar su lugar de trabajo, ofreciéndole la posibilidad de que adquiera la necesaria formación para ocupar otro puesto.

SÍNTOMAS QUE INDICAN EL PADECIMIENTO DE UNA ENFERMEDAD PROFESIONAL

- Si los síntomas disminuyen, o incluso llegan a desaparecer por completo, durante las vacaciones, los fines de semana o en el transcurso de una prolongada ausencia del trabajo.
- Cuando los trastornos no disminuyen durante un prolongado espacio de tiempo y las medidas terapéuticas (debido al constante contacto con alergenos) sólo aportan alivios transitorios o poco satisfactorios.
- Cuando las alergias de contacto, por ejemplo, afectan siempre a determinadas zonas cutáneas, que permanecen en contacto permanente con las fuentes alergénicas propias del lugar de trabajo.

PROFESIONES DE RIESGO PARA LOS ALÉRGICOS

- Cocineros.
- Ebanistas.
- Hostelería.
- Personal sanitario.
- Pintores y barnizadores.
- Cuidadores de animales.

- Floristerías.
- Panaderías.
- Peluquerías.
- Manipulados de la madera.
- Talleres de pintura de coches.
- Trabajos en lugares húmedos.

La legislación define de la siguiente forma la enfermedad laboral: «las enfermedades causadas por la profesión o lugar de trabajo serán consideradas enfermedades provocadas por las condiciones de la actividad laboral desempeñada, o que han sido en parte causantes de las mismas o que las han empeorado». Entre las enfermedades laborales reconocidas, sólo tres se refieren a cuadros clínicos alérgicos:

- La alveolitis alérgica extrínseca (p.ej., pulmón de granjero).
- Las enfermedades alérgicas de las vías respiratorias.
- Las enfermedades cutáneas de tipo alérgico.

Son muchas las personas alérgicas a los que no se les reconoce su enfermedad por causas laborales, a pesar de presentar los oportunos certificados médicos. Las alergias inhalantes, por ejemplo, no se incluyen dentro de las enfermedades asmáticas, como cabría esperar, sino dentro de las enfermedades que afectan al estómago e intestino.

Sin embargo, los alergólogos saben muy bien que las alergias inhalantes producen trastornos gastrointestinales y que los alimentos pueden ser los causantes del asma.

El número de enfermedades alérgicas debidas a enfermedades laborales ha aumentado considerablemente durante los últimos años y cabe esperar que el número de enfermedades siga incrementándose en un futuro próximo.

A continuación se describen algunas enfermedades laborales frecuentes. La persona que padezca una enfermedad causada por una alergia, podrá recabar más información en los organismos competentes (médicos de empresa o de mutualidades laborales, médicos de cabecera, inspectores médicos).

Cuerpo y salud

Las alergias

Cuerpo y salud

Las alergias

DESENCADENANTES DE LAS ALERGIAS PRODUCIDAS POR CONTACTO	
Profesión	**Algunas sustancias desencadenantes**
Albañiles, peones de la construcción	Cemento, cromo, mortero plástico.
Jardineros	Plantas, plaguicidas, insecticidas, pesticidas.
Pintores	Trementina, pinturas, plásticos.
Fotógrafos	Colorantes, reveladores, sales fijadoras, estabilizadores.
Impresores	Trementina, cromo, tintas.
Amas de casa	Detergentes, cosméticos, goma, aprestos, plantas, trementina.
Oficinistas	Tintas, papel de copias, adhesivos, goma.
Peluqueros	Tintes, mezclas para permanentes, aceites esenciales, cosméticos, goma, níquel.

Algunas profesiones de riesgo

Oficio: peluquero

Entre 1978 y 1997 se ha incrementado en casi un 20% el número de enfermedades cutáneas registradas por las personas dedicadas a esta profesión. Este dato parece indicar que los productos y sustancias, con los que los peluqueros entran en contacto, son bastante más numerosos y además más agresivos para su piel de lo que se creía hasta ahora.

Partiendo de la base de que los peluqueros ya no sólo trabajan con el peine y la tijera, sino que manipulan cada vez más sustancias químicas, hace temer que el problema aumente de forma constante. Todos los profesionales de la peluquería están particularmente interesados en este problema y desean que la evolución actual se detenga cuanto antes, pero sólo el futuro

CONSEJOS PARA PELUQUEROS EN ACTIVO

• Póngase siempre los guantes para lavar la cabeza con champú, teñir los cabellos y hacer la permanente.

• En caso de que tenga las manos sensibles, utilice una espuma protectora.

• Procure que los mangos de los instrumentos metálicos sean de plástico.

• Después de lavar la cabeza con champú, elimine de las manos todos los restos de jabón, y séquelas bien.

• Cuide sus manos protegiéndolas con una crema especial.

• Si tiene reacciones cutáneas, causadas por los guantes de látex, sustitúyalos por otros que no sean de este material.

• Si le salen eccemas, acuda inmediatamente a la consulta de un alergólogo.

dirá si las modernas técnicas y métodos consiguen paliar la tendencia actual.

Las personas ocupadas en este sector se ven afectadas por dos factores problemáticos: por una parte, trabajan frecuentemente con agua y con los correspondientes «agentes activos» para el lavado; por otra, están en constante contacto con sustancias altamente alergenas, como los tintes para el cabello y los líquidos para las permanentes. La piel se daña, especialmente la epidermis, debido al agua y a los jabones especiales. Las manos reaccionan con una sensibilidad creciente y con mucha más rapidez a los productos y estímulos químicos.

A esta situación hay que sumar la alergia de contacto que se desencadena ante la presencia del níquel y/o el cobalto (también en forma de la sensibilización oral ya descrita), problema que se agrava debido al manejo diario de los utensilios y aparatos propios del oficio de peluquero (tijeras o navajas para cortar el pelo o afeitar).

Las reacciones alérgicas se manifiestan en las manos y antebrazos. Debido a las múltiples enfermedades laborales registradas entre los peluqueros, es aconsejable el uso de unos guantes para el lavado de cabeza con champú, el teñido de los cabellos y las permanentes. Como consecuencia de las experiencias y conocimientos recogidos, el aprendizaje y ejercicio

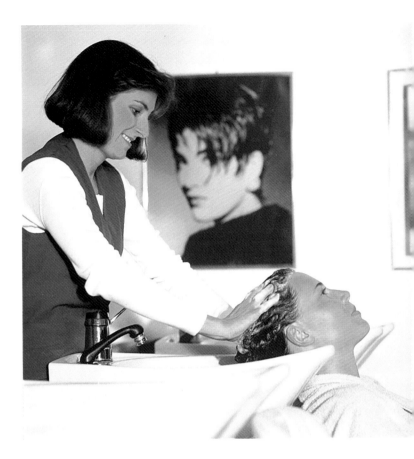

Piense al peligro que se expone de padecer una alergia: utilice siempre los guantes si su piel ha de estar en contacto con un champú fuerte.

de este oficio no es recomendable para aquellas personas de piel seca y sensible, que padezcan de neurodermatitis, o para aquellas a las que les ha sido detectada previamente una alergia al níquel o una tendencia a padecer reacciones alérgicas, o para aquellas otras que durante su formación ya hayan padecido trastornos que obligaron a interrumpir el aprendizaje.

Oficio: panadero

Las reacciones alérgicas que se producen entre los panaderos se deben, sobre todo, a la harina y a su polvo.

Sin embargo, en el desempeño de este oficio se conocen también reacciones de otro tipo, como la de la levadura, los aditivos, los antioxidantes, los colorantes, los blanqueantes o los aromatizantes, asimismo, las provocadas por la fécula de la patata y por el moho.

Oficio: construcción

Dentro de la construcción, el oficio de albañil es el más «castigado» por la denominada cromatoalergia. Hoy en día se sabe que las reacciones alérgicas no suelen estar producidas por el cemento, como antes se suponía, sino por las sales metálicas que entran en la composición de los diferentes tipos de cemento. Entre ellas deben citarse, en primer lugar, el cromato potásico y el sulfato de cobalto.

Muchos empleos obligan a los trabajadores a estar en contacto con diversas sustancias alergenas.

El cromato potásico se utiliza también en el curtido de pieles, y puede producir las correspondientes reacciones alérgicas en los pertinentes grupos laborales. Del mismo modo, estas reacciones afectan además a los alicatadores.

Servicios sanitarios

Las personas que colaboran en los servicios de atención al paciente, laboratorio o en otras zonas de hospitales o clínicas, se ven afectados también frecuentemente por alergias.

Por regla general las lesiones en la epidermis suelen producirse, por ejemplo, por el frecuente contacto con el agua o con productos de limpieza y desinfectantes. Luego, debido a una defectuosa función protectora de la epidermis, el contacto con las sustancias específicas de la profesión (por ejemplo, formalina) se intensifica y, entre las personas predispuestas, va produciéndose forzosamente una sensibilización. Luego, con los repetidos contactos, las células de defensa que se han ido formando durante este tiempo reaccionan de forma exagerada y la sintomatología sigue entonces el curso previsto.

Los eccemas de contacto que se forman como consecuencia de este proceso, afectan principalmente a las manos y a los antebrazos.

Pero además de las alergias citadas, en el ámbito sanitario desempeñan un importante papel las reacciones alérgicas a los antibióticos y al látex.

Es indispensable la protección de los jóvenes

Como cada vez son más los jóvenes que se ven obligados a interrumpir su formación profesional, debido a los trastornos clínicos que les afectan, se hace aconsejable un asesoramiento profesional entre este colectivo, sobre todo si antes de elegir la profesión han aparecido ya síntomas alérgicos. No se conocen datos fehacientes sobre esta interrupción de la for-

mación profesional, pero sí se estima que en los países industrializados puede cifrarse entre un 30 y un 35%; son sobre
todo jóvenes que padecen síntomas alérgicos, que luego provocan enfermedades cutáneas y de las vías respiratorias.

Antes de iniciar su forma-ción profesional, se debe aconsejar a los jóvenes que se asesoren acerca de una posible sensibilización alérgica.

En un estudio realizado entre
70 casos de jóvenes que se vie-
ron obligados a interrumpir su
formación profesional por culpa
de las reacciones alérgicas, se
demostró que tales interrupcio-
nes hubiesen podido evitarse en
un 50% de los casos, con tan
sólo haberse efectuado previa-
mente la anamnesis. Llamó la atención el hecho de que había
sido un eccema el causante y culpable en casi todos los casos,
incluso en aquéllos que jamás habían tenido problemas cutáneos, sino que simplemente habían padecido una ligera fiebre
del heno. El desarrollo de este proceso siempre suele ser similar, así podemos ver que:

- Transcurridos dos años de aprendizaje profesional, un
  aprendiz de peluquero ha de interrumpir sus estudios a
  consecuencia del agravamiento de una enfermedad
  cutánea que venía padeciendo desde años atrás.
- El resfriado crónico que desde hace años sufría un
  aprendiz de panadero se convierte ahora en un asma
  crónico ocasionado por su profesión.
- La neurodermatitis que una enfermera padece desde niña
  la obliga a abandonar el ejercicio de su profesión, pese al
  esfuerzo que le ha supuesto el superar los tres años de
  aprendizaje. El contacto con nuevas sustancias alergenas,
  le provoca constantemente nuevos y fuertes brotes de
  neurodermatitis.

Para los jóvenes, esta desagradable experiencia hace que el
trabajo se convierta en una tortura y la profesión soñada en una
pesadilla. Así, muchas veces, sólo les queda una única salida:
la readaptación profesional. Esto, además de costarles mucho
tiempo y dinero, puede llegar a ser frustrante para ellos.

En realidad, la profilaxis alérgica está reglamentada para jóvenes menores de 18 años de edad, ya que, antes de iniciar su
andadura profesional, tienen la obligación de someterse a un
examen médico. El facultativo expedirá entonces un certificado donde hará constar si el joven en cuestión puede o no ejer-
cer la profesión de su elección, haciendo hincapié en los daños
que la inobservancia de este diagnóstico podría producirle. En
caso de que la persona interesada no se sometiera a estas
pruebas, debería consultarlo con su médico de cabecera.

Alergias en la infancia

Cuando los niños sufren, los padres padecen con ellos. Por este motivo es importante saber que nosotros, como padres, podemos adoptar muchas medidas preventivas para evitar las posibles enfermedades alérgicas de nuestros pequeños, o conseguir, al menos, atenuar el riesgo de su aparición. Porque si el pequeño no se ha sensibilizado aún contra ciertos alergenos, tendrá grandes posibilidades de no saber jamás lo que es una alergia.

Ningún niño viene al mundo con una alergia; como mucho puede nacer con una predisposición hereditaria para contraer y desarrollar posteriormente una alergia.

Si a esta predisposición hereditaria se le añade luego la «agresión» externa de alergenos y de los denominados factores coadyuvantes como el humo del tabaco, las infecciones o el frío, este componente genético contribuirá, más que en aquellos otros niños que carecen de él, a que contraigan alguna clase de enfermedad alérgica.

El niño que tenga la correspondiente predisposición congénita atravesará luego por todas las fases de desarrollo que una reacción alérgica provoca. Después de pasar por un período de florecimiento, breve o prolongado, las alergias suelen mostrar una inflexión que revela una tendencia a la regresión.

Síntomas alérgicos en los niños

Neurodermatitis

Este eccema de neurodermatitis representa, para muchos niños con predisposición hereditaria, la primera manifestación alérgica que puede aparecer durante su primer año de vida. Esta reacción afecta muchas veces al rostro y a las articulaciones; la piel aparece intensamente enrojecida y escamosa, y se produce un intenso prurito. En la actualidad, el 20% de los niños puede verse afectado por una neurodermatitis.

Asma bronquial

La manifestación de asma infantil puede aparecer en el trascurso de los dos primeros años de vida. De los factores desencadenantes de esta hipersensibilidad bronquial, hay que destacar en primer lugar los alergenos inhalados, así como las infecciones y los trastornos físicos.

Rinitis alérgica

Recibe este nombre la inflamación alérgica de la mucosa de las fosas nasales, que puede presentarse estacionalmente, muchas veces asociada a una conjuntivitis. La primera manifestación raramente se produce antes del tercer año de vida. Los desencadenantes son, sobre todo, los alergenos inhalados.

La sospecha del desencadenamiento de los síntomas estacionales recae, por ejemplo, en alergias ocasionadas por el polen de los árboles, gramíneas, hierbas o cereales; mientras que la sintomatología presente durante todo el año obliga a pensar que tiene su origen en los ácaros del polvo de la casa y en las esporas del moho.

Alergia a los alimentos

A menudo las reacciones alérgicas a los alimentos suelen aparecer por primera vez durante los dos primeros años de vida. Sus síntomas característicos son: náuseas, problemas gastrointestinales, eccemas cutáneos y disnea respiratoria. Estos síntomas suelen estar provocados por unos pocos productos alimenticios, como por ejemplo, la leche y sus derivados, la clara de huevo; pero también por la soja, nueces, trigo, cítricos, pescado y frutos secos.

El riesgo de sensibilizarse muy pronto contra la proteína de la leche de vaca aumenta claramente a partir del momento en que el niño, además de la leche materna, completa su alimentación recibiendo adicionalmente algo de leche de vaca.

Terapia con medicamentos

En el tratamiento de las enfermedades alérgicas de las vías respiratorias se vienen empleando con éxito, sobre todo en los últimos años, el cromoglicato sódico y los corticoesteroides. Cuando existen síntomas alérgicos, como en la rinitis alérgica (resfriado), se emplean antihista-

La anamnesis es un factor determinante para diagnosticar una alergia.

mínicos. No obstante, los medicamentos de este tipo que se comercializan actualmente no presentan los efectos secundarios que antiguamente; como por ejemplo, somnolencia o pérdida de concentración.

Como forma terapéutica causal, se aplica también en los niños la hiposensibilización. Este tipo de terapia está especialmente indicada cuando es inevitable el uso de alergenos: el polen de los árboles, arbustos y gramíneas, por ejemplo, para impedir la transformación de la fiebre del heno en un asma bronquial crónico. Por regla general, la hiposensibilización suele empezar a aplicarse al niño después de haber cumplido los seis años de edad.

EL DIAGNÓSTICO EN LOS NIÑOS

Precisamente en los niños pequeños, una detallada anamnesis familiar constituye un instrumento muy valioso para el diagnóstico de las alergias y para establecer su grado de peligrosidad.

Aproximadamente entre el 15 y 35% de los niños puede desarrollar una alergia antes de llegar a la pubertad. En las familias donde alguno de sus componentes padece alergias puede detectarse incluso una frecuencia de hasta el 80%.

Dependiendo de la frecuencia en la aparición de enfermedades alérgicas entre los miembros de primer grado (padre, madre, hermanos) de la familia del recién nacido, podrá predecirse, aproximadamente, las probabilidades que tendrá el niño de desarrollar posteriormente una alergia, siempre y cuando no se hayan adoptado a tiempo las medidas preventivas necesarias.

Para el diagnóstico de la alergia ya pueden efectuarse pruebas cutáneas (generalmente prueba de punción) en el niño; aunque es desaconsejable, antes de haber cumplido los cuatro años de edad, realizar pruebas cutáneas que utilicen más de diez alergenos a la vez. Una especificación alergénica en niños pequeños, puede realizarse también mediante la prueba RAST.

Prevención de la alergia en los niños pequeños

Numerosas investigaciones, realizadas a lo largo de varios años, han demostrado que es posible evitar, o al menos reducir, la aparición de alergias en los niños muy pequeños. La adopción de unas medidas preventivas adecuadas, hace posible que se reduzca a la mitad la aparición de una primera enfermedad alérgica entre el primer y quinto año de vida del niño. Esta apreciación también afecta, sobre todo, a la neurodermatitis.

La adopción de las medidas preventivas necesarias reduce en gran medida la probabilidad de padecer algún tipo de alergia.

Es cierto que las medidas preventivas no pueden garantizar una protección total contra las alergias, pero sí debe reconocerse que los éxitos obtenidos hasta la fecha han sido impresionantes, teniendo además presente que las medidas adoptadas son de aplicación relativamente sencilla.

La observancia de los consejos que se ofrecen a continuación ha registrado resultados muy positivos en todos los estudios realizados.

COMPORTAMIENTO DURANTE EL EMBARAZO

La mujer embarazada no necesita ni debe seguir ninguna dieta especial durante este período. En este sentido, las numerosas investigaciones efectuadas han demostrado claramente que de su establecimiento no se desprende ningún efecto positivo claro.

Pero sí debería tener presente que su dieta debe ser lo más variada posible, incluyendo en ella mucha fruta y verduras frescas, con el fin de compensar el mayor desgaste vitamínico y de minerales que se produce durante el embarazo.

Es especialmente válido el consejo de no fumar ni tomar bebidas alcohólicas durante el embarazo, aunque ello nada tenga que ver con la profilaxis alérgica.

Los diferentes organismos sanitarios y centros de salud le facilitarán folletos y libros con instrucciones precisas a este respecto.

Dar el pecho

- Lo normal y recomendable es que la madre dé el pecho al recién nacido durante sus primeros meses de vida. Pero como la madre no dispone inmediatamente de leche suficiente, es lógico que el recién nacido pierda un poco de peso durante los primeros días. Esta carencia de energía, o de cierta deshidratación, se suple con la adopción de las denominadas soluciones de malta-dextrina que contienen energía pero no proteínas.
- Si fuera posible, lo más adecuado es que la madre dé el pecho a su hijo durante un período de tiempo que incluya al menos los seis primeros meses de vida.
- De surgir problemas en la lactancia, el bebé puede ser alimentado con alimentación especial para lactantes, sometidos a controles de calidad y libres de alergenos.
- Si el niño no tolera la leche de vaca, descarte como sustitutivo cualquier producto derivado de la soja; el 50% de los niños que no toleran la leche de vaca, no suelen tolerar la leche de soja.
- Es muy discutible, y se sigue discutiendo si es sensato mantener una dieta durante la lactancia. En realidad, los estudios realizados han demostrado que la incidencia de eccemas en niños alimentados con leche materna, siempre y cuando la madre lleve una dieta pobre en alergenos, es muy reducida hasta los 4 años de edad, aun cuando descienda de familias con antecedentes de alergias. Tenga en cuenta que la adopción por parte de la madre de una dieta que incluya alimentos con elementos proteicos ricos en alergenos, hará que estos pasen a la madre y que el lactante los reciba a través de la leche materna. Pero sucede en contadas ocasiones, siendo la causa más frecuente un error en la dieta del bebé.

La leche materna, tal como es, ofrece normalmente, la mejor protección que el bebé puede recibir contra las alergias. Además de transferir inmunoglobulinas defensivas al niño (pro-

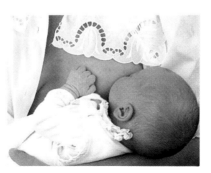

La leche materna es la mejor protección que el bebé puede recibir contra las alergias.

tegiéndolo así contra las infecciones), y de adecuarse mucho mejor a las necesidades nutricionales del lactante que cualquier otra leche comercial adaptada a la nutrición infantil, la leche materna ofrece la mejor protección natural contra las alergias.

Al iniciar una alimentación suplementaria se observarán las reacciones que se puedan producir, para descubrir si algún alimento en concreto provoca reacciones alérgicas.

Pero si la madre decide seguir una dieta especialmente indicada para la lactancia, conviene que reciba un buen asesoramiento médico, sobre todo buenos consejos de tipo dietético. Sin esta ayuda difícilmente podrá llevar una alimentación que sea sana y equilibrada a la vez.

Alimentación suplementaria

- Comenzar demasiado pronto (es decir, antes del sexto mes) a darle al niño una alimentación suplementaria, puede producir efectos negativos sobre su salud. Hasta que no haya cumplido el primer año de vida, procure evitar los siguientes alimentos: leche de vaca fresca, huevos, pescado, nueces, carne de cerdo, cítricos, derivados de soja, chocolate y harina de trigo. La alimentación suplementaria podría iniciarse a partir del quinto mes de vida, ampliándola luego lentamente cada semana con un nuevo producto alimenticio. De este modo, podrá descubrir fácilmente qué alimentos puede considerar alergenos al producirle algún tipo de reacción a su bebé.
- La alimentación suplementaria debe incluir únicamente productos sencillos (es decir, de un solo componente). Deberán evitarse los productos alimenticios derivados de la leche, y seguir los consejos del pediatra.

Cuerpo y salud

Las alergias

ALIMENTOS DESACONSEJABLES EN UNA DIETA DE LACTANCIA	
• Huevos.	• Carne de cerdo.
• Cítricos.	• Productos de soja.
• Pescado.	• Derivados del trigo.
• Frutos secos.	• Cereales con gluten.

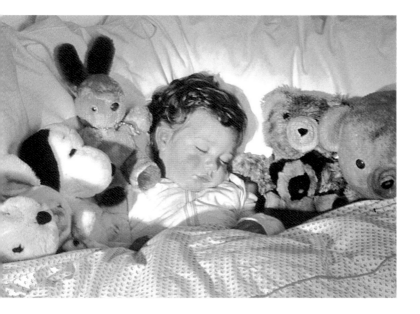

Los animales de peluche, muy queridos por los niños, pueden ser realmente peligrosos en casos de alergia al ser lugar habitual donde «anidan» los ácaros del polvo.

A partir del primer año de vida

- Cuando el niño ha cumplido el primer año de vida, puede empezar escalonadamente a iniciarse en la alimentación de los adultos. Pero es importante que vaya probando un producto tras otro, siempre con dos a tres días de diferencia, para poder determinar lo que el niño tolera.
- Si surgen reacciones de intolerancia, que hagan suponer la presencia de una alergia, es necesario acudir a un pediatra especializado en alergología. Si usted se toma la molestia de apuntar todas las reacciones alérgicas del niño en un diario, el médico tendrá más facilidades para emitir su diagnóstico. Así podrían quedar registrados (además de los productos alimenticios que ingiere) los diferentes factores relacionados con el estado de salud del niño, como pueden ser, por ejemplo, los productos para bebés, productos cosméticos para su higiene personal, vestidos, juguetes, modificaciones en su entorno inmediato, personas con las que convive, etcétera.

- Tanto antes como después de su nacimiento, es muy importante para el bebé que su entorno inmediato esté libre de nicotina.
- Debería evitarse también un contacto demasiado prematuro con el pelo (o pieles y escamas) de animales. La adopción del animal doméstico por parte de la familia sólo se debería realizar una vez el bebé haya cumplido un año de edad. Si ya existe en la casa un gato, un perro u otro animal, conviene mantenerlo alejado del niño durante el primer año de vida, debe evitarse, bajo cualquier circunstancia la compra de roedores (por ejemplo: hámsters para jugar).

Una vez que llegue con su bebé a casa procure mantenerlo alejado de los posibles agentes alergenos.

- Factores fundamentales en la prevención de la alergia son aquéllos que afectan a los objetos y a las condiciones higiénicas del ambiente en el que se encuentra el niño que, a ser posible, deben estar exentos de los ácaros del polvo. Han de adoptarse asimismo, de manera urgente y radical, las medidas destinadas a evitar la concentración en el aire de esporas del hongo micromicetes (moho).
- Si en la familia existen antecedentes de alergias al polen, evite que el bebé tenga contacto con el polen de las flores, árboles, gramíneas, arbustos y cereales. Durante la peor época de concentración del polen, deberían evitarse, en lo posible, las actividades del bebé al aire libre, manteniendo cerradas las ventanas de su dormitorio, sobre todo por las mañanas.
- Desde el punto de vista de la profilaxis debería evitarse, por el peligro que representa el contacto con el níquel, la perforación del lóbulo de las orejas en las niñas.
- Completamente descabellado es el empleo de múltiples productos cosméticos para bebés, que incluyen champús, perfumes y lociones supuestamente adaptados a la delicada piel de los bebés. Todos estos productos contienen aromatizantes, conservantes y sustancias similares, que pueden desencadenar una rápida reacción alérgica al estar en contacto con la piel del bebé.
- Deberá prestarse especial atención a los elementos que entran en la composición de los artículos higiénicos para el baño de los lactantes y de bebés, descartando totalmente los que contengan componentes lácteos y, también, los excesivamente perfumados.

La alergia como enfermedad psicosomática

En el transcurso de la investigación de los siempre complejos síntomas alérgicos, encadenados en reiteradas ocasiones unos a otros, ha surgido frecuentemente la pregunta, sobre todo en relación con el asma bronquial, la neurodermatitis, las colitis y enteritis crónicas, de si no existirán eventualmente más causas de origen psíquico. Pero lo que sucede realmente es que el primer brote asmático o la primera urticaria suelen aparecer acompañados de un grave estrés. También la experiencia demuestra que la primera aparición de reacciones alérgicas coincide la mayoría de las veces con una desgracia personal o un revés de la fortuna. Aunque tales situaciones aparezcan a primera vista como causantes de una alergia, la realidad es que no dejan de ser acontecimientos que se producen esporádicamente, sobre todo si se los compara con las mucho más numerosas manifestaciones típicamente alérgicas.

Hay, pues, que deshacer un malentendido: «psicosomático» no tiene el mismo significado que «psicógeno». Cuando el cuerpo y el espíritu coinciden en ciertos campos, no significa -ni mucho menos- que la mente sea la única causa capaz de «generar» una enfermedad. La palabra «psicosomático» sólo significa que en el desarrollo de la enfermedad ha coadyuvado

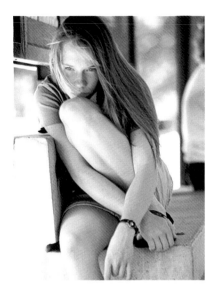

Los factores psíquicos pueden ser determinantes en el desencadenamiento de una reacción alérgica, e incluso responsables de su sintomatología.

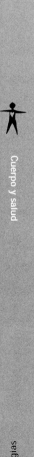

un factor surgido de una vivencia personal determinada, pero que de ninguna de las maneras debe considerarse como el único decisivo en su aparición, según afirma el conocido psicólogo Mirsky.

Sin embargo, existe una duda razonable referente a si emociones muy intensas pueden ser capaces de desencadenar un ataque de asma y contribuir a aumentar su gravedad. De algunos estudios se desprende que entre el 50 y el 70% de todos los ataques de asma, que precisaron de tratamiento hospitalario, habían sido consecuencia de un estado anímico muy concreto. Y se supone que mecanismos similares influyen en los brotes agudos de la neurodermatitis o de la urticaria.

¿Existe el «típico alérgico»?

A pesar de las costosas investigaciones realizadas hasta la fecha, no ha sido posible establecer un modelo de personalidad que sea común, por ejemplo, a todos los asmáticos. Los falsos dictámenes, las especulaciones e hipótesis que pretenden determinar una estrecha interrelación entre la psique y el asma, se remontan a una época en que la investigación de esta enfermedad estaba aún «en pañales».

Mientras estuvo lejos la posibilidad de disponer de una terapia eficaz contra el asma, en la nebulosidad de la inseguridad diagnóstica y terapéutica, fueron surgiendo las más insólitas teorías. No dejaba de ser una postura cómoda el culpar como desencadenante de la alergia a unos efectos psíquicos y, de esta manera, corresponsabilizar al paciente de su enfermedad.

Insatisfactoria búsqueda de causas

Aún hoy día siguen siendo completamente desconocidas las causas que originan la neurodermatitis, si bien factores inmunológicos y no-inmunológicos parecen conjugarse en el padecimiento de esta molesta enfermedad. Pero llama la atención el que situaciones de estrés, agudas o latentes, sean las que suministran el «material explosivo» que actúa como desencadenante de la neurodermatitis.

Muchas de las situaciones de estrés, ya sean agudas o latentes, son el detonante de una crisis alérgica.

Insatisfactoria es asimismo la búsqueda de las causas que originan la urticaria. La medicina académica hace caso omiso de la realidad, incapaz de establecer una estrategia efectiva, ocultándose detrás de representaciones anecdóticas de casos aislados.

Numerosos reconocimientos hechos a pacientes que padecían urticaria crónica o edema de Quincke, permiten pensar, que realmente existen ciertos factores psíquicos a los que se puede atribuir la aparición de la enfermedad. Pero esta explicación se esgrime siempre que no se descubran otras causas concretas, porque es sabido que la mayoría de los factores que la desencadenan no pueden ser nunca «desenmascarados».

Algunos investigadores han creído descubrir entre las personas alérgicas rasgos caracterológicos parecidos, o incluso destinos similares. Semejante afirmación no debe interpretarse como si existiesen típicas «estructuras caracterológicas de alérgicos» que fuesen causa de la enfermedad. Lo que sí debe tenerse presente, y es cierto, es que la enfermedad influye muy directamente en la calidad de vida del paciente y en su estado anímico, limitándole hasta cierto punto sus actividades diarias.

Cómo actúan las alergias sobre la mente

Sometidos a una carga permanente, los alérgicos tienen la tendencia natural a confiar en otras personas, pecando incluso en ocasiones de confiar ciegamente en otros. Como toda su vida gira alrededor de su enfermedad, sus amigos y familiares pueden llegar a veces incluso a crisparles los nervios con sus preguntas sobre su estado de salud. El entorno humano, excepto el compuesto por algunos «compañeros de fatigas», suele irse apartando lenta pero palpablemente de su vida debido al escaso interés que les suscita los síntomas de su enfermedad, de forma que la persona afectada se siente cada vez más aislada y abandonada.

Este aislamiento significa una carga para la persona alérgica, que se vuelve más introvertida y se preocupa por su enfermedad; a la vez que se aleja paulatinamente de sus congéneres; y este círculo vicioso va cerrándose cada vez más y más, aun en el caso de que se conozca incluso al alergeno causante.

¡No «patologizar» al paciente!

El cuadro típico del alérgico «singular» y «reservado» esconde tras de sí una sintomatología que lo hace perfectamente comprensible. Para comprender a la persona enferma y alérgica es necesario «ponerse en su lugar» y saber que durante años ha padecido migrañas, eccemas, diarreas, ataques de agotamiento y una combinación de asma y resfriado permanente. Con estos antecedentes es más que comprensible que el tiempo le vuelva huraño en su carácter y padezca depresiones.

Una situación de alergia permanente puede provocar en la persona enferma que se vuelva huraña o que padezca depresiones.

¿Qué sucede cuando los médicos le aseguran al paciente que «orgánicamente» está sano? ¿Sería extraño entonces que la persona afectada empezase a dudar de su propia «normalidad» intelectual?

Comprensiblemente, toda persona alérgica -insegura y dolorida- intentará aferrarse a «cualquier clavo ardiendo» que se le ofrezca, esperando recibir siempre el consejo que tan ansiosamente necesita. Pero ésto le convierte en una persona vulnerable y al mismo tiempo víctima propiciatoria de charlatanerías de todo tipo; vulnerable, porque toda nueva desilusión despierta en ella desconfianza y sólo sirve para acentuar su aislamiento.

Dentro del marco de la constante mejora de los diagnósticos en la alergología, cabe esperar que en el futuro depare nuevos descubrimientos y que sea cada vez más frecuente excluir la psique como causa de las enfermedades alérgicas.

GALIMATÍAS PSICOSOMÁTICO

Aunque cause sorpresa, en 1986 un alergólogo narraba como sigue los padecimientos típicos de los enfermos de urticaria:
«Como consecuencia de su falta de discernimiento para los problemas de la vida cotidiana, se equivocan constantemente en la estimación de las metas que pueden alcanzar y, por eso, en relativamente poco tiempo, se ven forzosamente inmersos en una depresión, ya que debido a sus erróneas estimaciones no pueden llegar jamás a tener unas vivencias positivas. Padecen mucho con esta enfermedad, especialmente si los otros no son justos o injustos con ellos (sus superiores). Por regla general, poseen poca capacidad para conseguir sus objetivos...».

Comprensión y perspectivas

Los autores de este libro confían en haber proporcionado al lector una amplia visión sobre todas las circunstancias y terapéutica referente a la alergología. También, el alejar en lo posible del afectado la idea errónea de que basta lograr una respiración normal para poder sobrevivir.

Por otra parte, carece de sentido pretender dulcificar la actual situación y calificarla de inofensiva. Por muy variadas y especializadas que puedan ser las medidas carenciales de las que dispone la alergología moderna, hemos de aceptar la realidad tal cual es: no es posible evitar aún todas las inimaginables influencias medioambientales existentes, y que son tan nocivas para nosotros.

Aunque no todas estas materias y sustancias son culpables de que se produzcan alergias importantes, si sumamos los «alergenos evitables» a simple vista alcanzamos ya cifras realmente escalofriantes. Como ya se ha mencionado, la ciencia tiene clasificadas unas 20 000 sustancias que aparecen registradas en la «lista negra» de posibles desencadenantes de alergias. Una parte, numéricamente no determinada, se incluye entre las denominadas «noxas» o semialergenos, que, en combinación con una proteína y bajo ciertas condiciones, pueden convertirse en desencadenantes de alergias. Pero, aunque se llegasen a alcanzar las 100 000 sustancias, no existe motivo alguno de pánico. Por experiencia se sabe que estas sustancias se concentran reiteradamente sobre unos pocos «soportes», y sólo a través de estos mediadores pueden entrar en contacto con el organismo humano.

Los «soportes» más importantes son los clásicos alergenos:

- Polen.
- Pelos de animales.
- Hongos micromicetes.
- Ácaros del polvo casero.
- Algunos productos alimenticios.

Para comprender esta cuestión sólo hay que imaginarse una fotografía aérea de una estación de ferrocarril de carga y descarga de mercancías. En esta estación existen varios centenares de raíles paralelos, pero al final todos confluyen en dos vías de llegada y partida. Las numerosas vías existentes al fondo, que podríamos comparar con las «noxas» presentes en nuestro medio ambiente, permanecen aún inmersas para los alergólogos en la nebulosidad de lo desconocido. Por el contrario, los dos raíles terminales que se hallan en primer término son perfectamente conocidos por los médicos desde hace mucho tiempo, y tranquiliza saber que todos los caminos han de converger, antes o después, en este punto.

El número de los alergenos tradicionales es perfectamente controlable, y todo dependerá únicamente de la aplicación que se haga de los conocimientos adquiridos hasta este momento. También encontramos una limitación similar en los síntomas. Todas las posibilidades de desencadenar alergias se manifiestan siempre, una y otra vez, bajo un mismo modelo sintomático. En este aspecto, la lista apenas si se ha modificado durante los últimos años:

- Urticaria.
- Migraña.
- Conjuntivitis.
- Asma bronquial.
- Resfriado alérgico.
- Shock anafiláctico.
- Eccemas y neurodermatitis.
- Trastornos gastrointestinales.

Se estima que la incidencia de la alergia en algunos países ofrece una tendencia claramente alcista; pero cada caso individual puede tener sus raíces en una de las variaciones antes mencionadas. Por este motivo hemos de olvidarnos del costoso y viejo modelo que consideraba siempre a toda persona alérgica como «un caso único».

Las reacciones alérgicas se desarrollan siempre según el mismo principio y una determinada base. Teniendo presente esta realidad, a ella han de atenerse todos los objetivos operativos del diagnóstico alergológico. Un pomposo despliegue de medios alergológicos, pretendiendo echar el resto con nuevos aparatos, modernas técnicas, y pasaportes alérgicos, no contribuirá, ni mucho menos, a la solución de estos problemas. Mucho más importante es una formación alergológica actualizada por parte de los médicos especialistas o bien una formación complementaria de los médicos de cabecera.

El alergólogo del futuro

La alergología es la especialidad médica que se encarga de las afecciones alérgicas y sus manifestaciones clínicas, y emplea para su diagnóstico procedimientos procedentes de diversas disciplinas científicas.

Pueden mencionarse como ejemplo, la otorrinolaringología, la odontología y la oftalmología, la medicina interna, la neumología, la estomatología, la neurología y la urología. La simple cita de todas estas especialidades nos

Para estudiar las alergias y sus diversas manifestaciones, la alergología se basa en diversas especialidades de la medicina.

demuestra fehacientemente la enorme complejidad de su dominio, y la necesidad de una formación continuada en el campo de las enfermedades alérgicas.

Pero uno no debe dejarse impresionar por la aplastante variedad de alergenos existente. De las casi 100 000 especies de hongos micomicetes existentes, sólo un 30% desempeña un cierto papel relevante en la práctica alergológica; aunque con ello no pretendamos afirmar que la labor del médico sea «un juego de niños». El tratamiento de sólo este 30% de hongos requiere unos amplios y profundos conocimientos de la ecología de estos alergenos, así como una gran experiencia en el tratamiento clínico de estas sustancias y un tacto sublime en la evaluación correcta de los resultados terapéuticos alcanzados. Para este tipo de actividad no existen instrucciones específicas como en el «bricolaje»; por el contrario, se exige creatividad y una gran capacidad de decisión.

¿Qué se está haciendo?

De un tiempo a esta parte se viene registrando entre los médicos un cambio generalizado en su forma de pensar respecto de las necesidades alergológicas.

Desde un punto de vista médico, es también deseable que el paciente se muestre altamente motivado y que su interés principal radique en colaborar conjuntamente con el alergólogo para lograr la mejora y alivio de sus trastornos. Confiamos que la lectura de este libro no sólo procure conocimientos a sus lectores y lectoras, sino que suscite también la autorresponsabilidad en las personas alérgicas para que hagan el seguimiento de la enfermedad de forma correcta y con gran interés.

Para finalizar, desde el punto de vista de una alergología de orientación puramente científica, es necesario advertir también que no conviene apartarse del «camino correcto» durante la discusión sobre cuál es el tratamiento adecuado de una aler-

El sentido común debe imperar en todo tratamiento siempre que se trate de una alergia plenamente demostrada.

gia, ni sustituir los hechos reales por otros que pudieran ser perjudiciales. Lo realmente importante es que en todas estas discusiones impere el sentido común: en ocasiones es más importante hacer algo, que dejar de hacerlo.

Sería poco satisfactorio e incluso éticamente incorrecto el que se nos privara de la posibilidad de decidir personalmente lo que deseamos comer. A nuestra alimentación se incorporan anualmente unas 2 000 sustancias diferentes, independientemente de que lo deseemos o no. Y hemos de añadir que se trata de sustancias que, en realidad, no pueden ser consideradas alimentos. La legislación regula en cada caso, después de un riguroso examen científico y de luchar denodadamente con su propio sentido común, sobre aquellas sustancias que representan unas mayores garantías para el consumidor.

Para que de algún modo la «persona de la calle» desista en su interés de conocer lo que se esconde detrás de la composición de los alimentos, muchas veces se incluyen conceptos altisonantes como «declaración de contenido obligatorio», o «valores límite». Pero lo cierto es que no se debe cejar en el empeño y se debe tratar de saber siempre lo que se come.

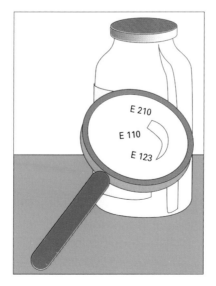

E 210
E 110
E 123

Nuestra alimentación cotidiana incluye una serie de sustancias que no son propias de los productos alimenticios.

¡ATENCIÓN A LA «LETRA PEQUEÑA» DE LAS PÓLIZAS DE LOS SEGUROS!

Un resfriado alérgico, que puede ser una bagatela, no lo es tanto cuando afecta a una póliza de seguro. Así pues conviene insistir, una y otra vez, en que al firmar un contrato con una compañía privada de seguros no deben omitirse ciertas aparentes «pequeñeces», como pueden ser las enfermedades alérgicas.

La compañía de seguros tiene el derecho de recibir una información clara y veraz de cualquier enfermedad que sufra el asegurado, ya que servirá para establecer el grado de cobertura y de riesgos que el asegurador se compromete a asumir con su firma y rúbrica. Algunos asegurados intentan no declarar ciertas enfermedades para evitarse, por ejemplo, tener que pagar un determinado suplemento. Puede suceder también que algunos corredores de seguros, para mantener su volumen de negocio, no detallen correctamente la importancia de una enfermedad, lo que puede acarrear consecuencias desagradables para ambas partes.

Así por ejemplo, la persona que ingresa en el hospital con un asma grave, pero que en su día omitió indicar que padecía un resfriado alérgico, corre el riesgo de que la compañía de seguros se niegue al pago de los gastos del hospital. Porque los síntomas de un resfriado son considerados posibles «avanzadillas» de enfermedades bronquiales más graves. ¿Y quién desea pagar de su propio bolsillo los gastos correspondientes a algunas semanas de estancia en el hospital?

Para consultar:
Glosario
Índice

Cuerpo y salud

Las alergias

Glosario

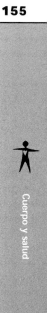

Actualidad

Se dice que existe «actualidad» de un alergeno cuando puede demostrarse, de forma fehaciente, que ha sido el causante de una enfermedad alérgica.

Aditivos

Sustancias que se añaden a los productos alimenticios, para conseguir determinadas propiedades o efectos; por ejemplo, las sustancias minerales, sales para quesos fundidos, colorantes para alimentos, conservantes, aromatizantes, espesantes y emulgentes.

Alergia

Fenómeno que se produce cuando el sistema inmunológico de algunas personas reacciona desproporcionadamente frente a determinadas sustancias (los alergenos) que para el resto de la población son inofensivos. Dicha reacción se va a manifestar de distintos modos (erupciones, picores, conjuntivitis, dificultades respiratorias ...) que deterioran la calidad de vida del paciente, o incluso llegan a comprometerla en caso de un shock anafiláctico.

Alergólogo

Médico especialista en alergología. La cualificación se adquiere tras superar el examen de acceso (MIR) y realizar la especialidad en un hospital acreditado para ello.

Anamnesis

Es el conjunto de preguntas que el médico realiza al enfermo, y que constituye el primer paso para la elaboración de un diagnóstico. Estas preguntas son del tipo: ¿desde cuándo nota los síntomas?, ¿se encuentra peor en primavera? Las contestaciones del paciente sirven para que el médico se forme una idea de la enfermedad que padece.

Anticuerpo

Elemento que contribuye a la defensa del organismo gracias a que es capaz de unirse específicamente al antígeno que estimuló su producción; con ello consigue que otras partes del sistema inmune (fagocitos, sistema complemento...) eliminen o neutralicen dicho antígeno.

Antígeno

Cualquier sustancia extraña al organismo, que es capaz de desencadenar la producción de un anticuerpo dirigido contra ella.

Antihistamínicos

Fármacos inhibidores de la acción de la histamina.

Asma bronquial

Enfermedad de las vías aéreas que cursa con episodios de disnea (dificultad respiratoria) debida a un estrechamiento del calibre de los bronquios. Dicho estrechamiento es debido básicamente a estos tres mecanismos que se suman entre sí:

1º. Contracción de las fibras musculares lisas que forman parte de la pared bronquial.
2º. Inflamación de la mucosa que cubre dicha pared.
3º. Aparición de tapones de mucosidad que ciegan la luz de los bronquios.
Una de las causas que provoca el asma (pero no la única) son las alergias.

Carencia
Privación de determinadas sustancias y/o productos alimenticios con fines diagnósticos y terapéuticos. En la alergología, es la base de cualquier tratamiento.

Conjuntivitis
Inflamación de la conjuntiva.

Eccema
Inflamación cutánea que puede responder a distintas causas y manifestarse de diferentes formas, habitualmente consiste en un eritema sobre el que aparecen vesículas, que exudan (rezuman) el líquido contenido en su interior; luego se convierten en costras, y posteriormente en escamas. Junto a esta lesión de la piel pueden aparecer síntomas locales (prurito, quemazón) y/o síntomas generales (fiebre, malestar general).

Enzimas
Sustancias que, en cantidades muy pequeñas, pueden producir reacciones químicas. Se utilizan en la tecnología alimentaria para: la dis-gregación de las proteínas, el horneado del pan, cuajar la leche, la fabricación de quesos, la clarificación de los zumos de frutas, y en la destilación. Además las enzimas rigen el funcionamiento del metabolismo humano.

Exantema medicamentoso
Afección cutánea pruriginosa que afecta a gran parte de la superficie de la piel y/o de las mucosas; es producida por medicamentos, sea cual sea su vía de administración.

Fiebre del heno
También llamado «catarro del heno». Sus síntomas rebrotan anualmente como consecuencia de una sensibilización a los diferentes pólenes que se concentran en primavera o verano. Se manifiesta en forma de resfriado persistente, escozor en los ojos, y con síntomas asmáticos.

Hiposensibilización
(desensibilización). Forma, junto con la carencia, la manera más básica de la terapia alergológica. Puede aplicarse de forma oral o subcutánea, incorporando al organismo cantidades mínimas pero crecientes del «alergeno» específico.

Histamina
Sustancia fisiológica humana que se libera en mayor cantidad en el curso de las reacciones alérgicas. Sus efectos inmediatos son: vasodilata-

ción (lo cual causa calor y enrojecimiento en la zona afectada) y aumento de la permeabilidad capilar (que provoca la hinchazón de la zona). Por otra parte también es, junto a otras sustancias, responsable del picor.

Inmunoglobulina
Tipo especial de proteína presente en distintas partes del cuerpo humano cuya misión es enfrentarse a las proteínas enemigas.

Inmunología
Rama de la medicina que estudia los mecanismos de defensa del organismo, incluyendo las reacciones entre antígenos y anticuerpos. Éstas pueden tener consecuencias beneficiosas (defensa frente a infecciones) o perjudiciales (alergias).

Intolerancia
Reacción que se opone a una situación determinada provocada por materias, sustancias o diversos fenómenos extraños.

Neurodermatitis (o neurodermitis)
Enfermedad cutánea crónica e inflamatoria que presenta oscilaciones en su desarrollo, y un prurito característico muy intenso, casi quemazón. Puede ir unida a otras enfermedades de tipo instantáneo (como resfriados alérgicos persistentes, asma bronquial). Aparece preferentemente durante la época de lactan-

cia, pero también durante la infancia. En raras ocasiones, durante la pubertad.

Plurisensibilización
Sensibilización contra diferentes alergenos. La plurisensibilización suele ser, por regla general, una excepción. Para su aplicación es decisiva la demostración de una sensibilización actual y de las consecuencias que de ella se derivan.

Polen
Polvillo o granitos fecundantes que se producen en las anteras de los estambres de las flores.

Profilaxis
Medidas preventivas.

Provocación nasal
Método diagnóstico mediante el que el alergeno, con la ayuda de un nebulizador, se incorpora a la mucosa nasal del paciente.

Prueba de provocación
Método de diagnóstico que sirve para saber a qué se es alérgico. Consiste en administrar (bajo control médico) una pequeña cantidad del alergeno sospechoso. Si éste es realmente el causante de la alergia del paciente, el médico logrará en su consulta reproducir los síntomas que el paciente sufre cuando se expone accidentalmente a los alergenos presentes en condiciones normales.

Prueba RAST

(*Prueba Radio-Alergo-Sorbens*).
Prueba diagnóstica de laboratorio que ofrece la posibilidad de demostrar la presencia de uno o varios alergenos en la sangre del paciente.

Reacciones cruzadas

Fenómeno que ocurre cuando existe un cierto parecido biológico o químico entre los síntomas de dos alergenos distintos, así una persona alérgica al primero de ellos puede reaccionar, con los mismos síntomas, si se expone al segundo alergeno.

Reacción cutánea

Prueba que se realiza poniendo en contacto con la piel los alergenos sospechosos de provocar una reacción alérgica en el paciente. Una reacción cutánea positiva no es, ni mucho menos, la demostración de una sensibilización actual; por consiguiente, ninguna demostración cierta de que un alergeno determinado pueda haber provocado realmente unos trastornos.

Rinitis

Inflamación de la mucosa de las fosas nasales.

Rinoconjuntivitis

Combinación de los síntomas de la conjuntivitis y del resfriado.

Shock anafiláctico

Es la variante más peligrosa de la reacción alérgica instantánea. Consiste en un importante trastorno del flujo sanguíneo con reducción de la perfusión de los tejidos (aporte sanguíneo), pulso muy acelerado, intensa sudoración, palidez cutánea, así como náuseas, vómitos e inconsciencia. Exige una actuación médica muy rápida y precisa.

Urticaria

Reacción cutánea que recibe su nombre por su similitud con la que producen las ortigas. Se caracteriza por la aparición de unas pequeñas elevaciones de la piel, sólidas (a diferencia de las vesículas del eccema, que son líquidas) y blandas, denominadas habones; que generalmente aparecen rodeadas por un halo eritematoso (enrojecido) y que son muy pruriginosos (pican mucho).

Índice general
y de materias

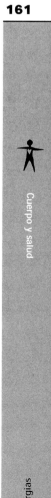

Cuerpo y salud

Las alergias

A

Cuerpo y salud

Las alergias

E

F

G

H

Cuerpo y salud

Las alergias

N

Náuseas, vómitos 38, 106, 110, 115
Nebulizador dosificador 27
Neurodermatitis 39, 57, 59, 60, 76, 94, 132, 134, 136, 138, 143, 144, 145, 148
Neurodermitis 39, 57, 76, 94, 134, 136, 138, 143, 144, 148
Neurodermitis infantil 136, 138
Niños 18, 34, 48, 57, 76, 78, 80, 93, 94, 122, 135, 136, 137, 138, 139
Níquel 10, 62, 86, 87, 91, 96, 97, 98, 99, 100, 101, 107, 131
- alergia infantil al 142
Números «E» 110

O

Obstrucción nasal 67, 77
Oficio:
- construcción 133
- panadero 132
- peluquero 130, 132
Ojos llorosos 12, 72
Onagra, aceite de, 40, 60

P

Paladio 86
Paramedicina 41
Pasta dentífrica 10 91, 93
Pelos de animales 15, 26, 30, 35, 49, 72, 77, 78, 94, 148
Plantas como alergenos 94
Plumas de ave, como alergenos 79
Polen (alergia) 36, 61, 66, 67, 69, 71
Polinosis 66
Potenciación 42
Preparados combinados 60, 93, 123
Preparados de alquitrán (pez) 60
Preparados de Ictiol 60

Prevención 37, 44, 53, 138, 142
Prevención alérgica 138
Productos alimentarios
Productos alergenos 59, 103, 105, , 106, 107, 108, 112, 136
Productos de higiene personal 91, 117, 119, 141
Productos de soja para niños 106, 136, 139, 140
Productos para teñir el cabello 130, 131
Profesiones de riesgo 130, 131, 132, 133
Profilaxis 78, 88, 123, 134, 138, 142
Protectores antisolares 120
Proteínas 12, 38, 47, 65, 82, 88, 97, 104, 106, 109, 139
Provocación bronquial 28
Provocación nasal 27, 28
Provocación oral 28, 29, 99
Prueba DMGO 100
Pruebas cutáneas 22, 24, 38, 29, 36, 50, 58, 137
Pruebas cutáneas en niños 137

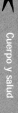

T

U

V

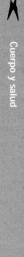

Cuerpo y salud

Las alergias

¿Es usted una persona alérgica?

Esta lista de comprobación no puede sustituir, en ningún caso, al diagnóstico del médico. Si el lector puede contestar con un «Sí» a una o a varias de las siguientes preguntas, esta prueba le puede ayudar a descubrir si las molestias que padece están causadas por reacciones alérgicas y qué tipo de desencadenantes podrían ser los responsables.

1. ¿Padece usted frecuentemente y sin motivo aparente (por ejemplo, con tiempo caluroso) síntomas como de «estar constipado», que se manifiestan mediante estornudos, obstrucción nasal y secreción nasal?

2. ¿Tiene usted a veces los ojos enrojecidos, con escozor o inflamados?

3. ¿Tose repetidamente? ¿Nota una sensación de dolor en el pecho o disnea respiratoria?

4. ¿Tiene problemas digestivos (por ejemplo ventosidades, descomposición o frecuente malestar), sobre todo después de haber ingerido determinados alimentos?

5. ¿Aparece su piel frecuentemente cubierta de habones y enrojecimientos, o tiene eccemas con una intensa comezón?

6. ¿Padece usted de hinchazón en las articulaciones?

7. ¿Padece usted frecuentes ataques de migraña, por ejemplo, después de haber tomado café o chocolate?

8. ¿Padece frecuentes depresiones, abatimientos, y se siente sin energía o tiene cansancio crónico?

9. ¿Ha habido antecedentes alérgicos en su familia (padres o abuelos)?

Preguntas relacionadas con el diagnóstico

Usted podrá ayudar a su médico a encontrar el alergeno causante de su alergia, si antes del reconocimiento médico medita sobre los siguientes puntos:

• ¿Aparecen sus molestias en unos meses determinados (por ejemplo, marzo, abril, mayo, o son siempre constantes a lo largo de todo el año?

• ¿Mejoran sus molestias a unas horas determinadas del día?

• ¿Son más intensas sus reacciones alérgicas bajo determinadas condiciones climáticas (por ejemplo, elevada humedad atmosférica o con sequía en estancias que tienen aire acondicionado)?

• ¿Empeoran sus molestias después de haber consumido bebidas alcohólicas o de fumar unos cigarrillos, o tras la ingestión de algunos medicamentos?

• Los desencadenantes de la alergia, ¿pueden ser algún tipo de fruta concreta, nueces, harina, productos lácteos u otros productos alimenticios?

• ¿Empeoran sus síntomas después de haber estado en contacto con animales?

• ¿Cómo son las condiciones ambientales de su casa (por ejemplo, humedad ambiental, tipo de calefacción, formación de polvo, colchones o almohadones de pluma, humedad, moho)?

• ¿Qué condiciones agravantes reúne su lugar de trabajo (por ejemplo, constante contacto con polvo, harina, madera, productos químicos)?

• ¿Ha padecido con anterioridad una urticaria, después de haber ingerido determinados medicamentos?

• ¿Qué enfermedades alérgicas han padecido con anterioridad tanto usted como sus familiares más allegados?

Los autores

Hartwig Lauter, doctor en Medicina

Nacido 1942, Hartwig Lauter se doctoró en medicina interna. Especialista en alergología, desde 1992 es jefe-médico del Departamento de medicina interna y alergología del Hospital de Grafschaft.

Andrea Wallrafen

Nacida 1962, Andrea Wallrafen cursó magisterio y se especializó en germanística, geografía y pedagogía. Periodista científica, desde 1991 ocupa el cargo de directora de la Oficina central de la «Asociación alemana de alergia y asma».

INDICACIONES IMPORTANTES

Ante todo y sobre todo, este libro está dirigido a los pacientes y sus familiares. En él se representan y se ponen ejemplos de las causas, las formas de evolución de la enfermedad y las posibilidades terapéuticas disponibles para combatir la alergia. Los autores han empleado todos sus conocimientos y la máxima escrupulosidad en la redacción y confección de este libro.

Las informaciones que esta obra proporciona en ningún caso pueden ni deben sustituir una terapia médica. La terapia individual será establecida y prescrita previa consulta con los médicos responsables del tratamiento.

Cuerpo y salud

Las alergias

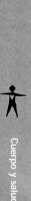

Dibujos y gráficos:
Martin Scharf

Fotografías:
Allergopharma Joachim Ganzer KG: págs. 63, 71, 114;
Bavaria Bildagentur Picture Crew: pág. 132;
Stock Image: págs. 92, 120;
Winter: pág. 55, izquierda;
Essex Pharma GmbH: págs. 66, 87;
Christian Grusa: pág. 58;
IC Agentur für Öffentlichkeitsarbeit GmbH: pág. 90;
Juniors Bildarchiv: pág. 77 superior izquierda;
Penaten: pág. 139;
Manmfred Pforr: pág. 40;
Thomas von Salomon: pág. 124;
Samdoz AG: pág. 55 derecha;
Norbert Schäfer Archiv: pág. 141;
Fotostudio Reiner Schmitz: pág. 17;
Kniepel: pág. 43;
Karin Skogstad: pág. 77, inferior derecha;
Thomas Stephan: pág. 144;
Tony Stone, X Christian Bossy-Pica: pág. 20;
Dale Furfee: pág. 87, 95;
Strauß: pág. 81;
Techniker Krankenkasse, Folleto «*Alergias*»: págs. 24, 26, 52;
Christian Teubner: págs. 71, 72;
H. Thumann: pág. 77, inferior izquierda;
Isabella Valdivieso: págs. 23, 89, 95, 106, 109;
Wegler: pág. 77, superior derecha.

Fotografía de cubierta: AGE Fotostock

Dirección editorial: Raquel López Varela
Coordinación editorial: Ángeles Llamazares Álvarez
Diseño de la colección: David de Ramón
Título original: *Sprechstunde Allergien*
Traducción: Guillermo Raebel Gumá
Revisión técnica: Dr. Carlos Cebada Ramos

ISBN: 970-15-0814-0, Alfaomega Grupo Editor

© 2002, Gräfe und Unzer, München,
y EDITORIAL EVEREST, S. A.
Carretera León-La Coruña km 5 - LEÓN
Depósito Legal: LE: 637-2002
Printed in Spain - Impreso en España

EDITORIAL EVERGRÁFICAS, S. L.
Carretera León-La Coruña km 5
LEÓN (ESPAÑA)

Cuerpo y salud

Las alergias